はじめに

なぜ今、パフォーマンス学か

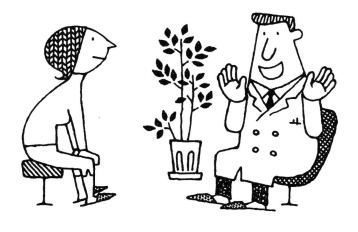

なぜ今、
パフォーマンス学か

医療者によって人間の「癒しの技」は、どのように実演される
か。音楽や演劇が舞台の上で演じられる、そのパフォーマンス
と同じように、癒しの技もまた、臨床の中に、また末期患者のケ
アの中に、立派なアートとして演出されるものと私は考えてい
ます。

（日野原重明、1988）

　言葉遣いや態度には、隠れたメッセージがあります。本人がまっ
たくそれと気付いていない間にも、このメッセージは絶え間なく相
手に向かって発信されています。
　医師は、診察室で向き合う患者からのメッセージを素早く的確
に読み取った上で、自分からもうまくメッセージを発信することが
できれば、患者と効率の良いコミュニケーションが可能になり、良
好な人間関係を築くことができます。この作業は、お互いの信頼
のための第一歩であり、同時に、医師の本来の目的である質の高
い診療を実現するための土台でもあります。さらには、診療に対す
る患者の満足度にも大きく影響します。
　しかし、インターネットをはじめとするIT（情報技術）の進展に
よって、人々は直接、顔と顔、目と目を合わせなくても、相当程度の

コミュニケーションができるようになりました。病医院の業務が忙しくなる中で、つい、患者の顔をしっかり見て話すことさえ忘れてしまっている医師が増えています。卓越した医学の知識と技術を持ち合わせているにもかかわらず、診察室での患者とのやりとりに難渋したり、場合によっては関係がこじれたりして、患者、医師の双方がストレスを抱え込むケースが少なくありません。なんと残念なことでしょうか。

　診療の入り口で行われる医療面接（interview）の成否は、本来この言葉の起源がフランス語の「entrevoir（垣間見る）」から来ているように、患者と医師が相対した最初の「出会い（encounter）」における両者の注意深い観察と、かかわり合いの仕方にかかっています。この医療面接の場面を「ステージ」に見立てて、医師と患者がお互いの気持ちを十分に感知し、理解し、さらには適切な言葉と、言葉を超えた様々な非言語的な表現を駆使することにより、共同の「舞台」をつくり上げていくことはできないものでしょうか。

　そんなことを考えていた矢先、私は聖路加国際病院院長（当時）の故日野原重明先生にお目にかかったのです。1989年のことでした。先生はその時すでに、「医療パフォーマンス学会」という名称で最初の学術集会を企画しておられ、講師として私が呼ばれたのでした。私が日本で初めて「パフォーマンス学」を提唱したのは1980年のことですから、私にとっては、まさに「運命の出会い」だったのかもしれません。その時の日野原先生の言葉が、冒頭で紹介したものです。

　医療界の第一人者である練達の医師と、発展途上にあったパフォーマンス学の研究者がここで結び付き、多くの医師の協力や支援の下、私のメディカルパフォーマンス学の研究が始まりました。

それから10年近く経って、日野原先生は著書に、さらに具体的に次のようなことを書かれました。

***

　私はパフォーマンスという言葉が好きなのですが、これは、音楽の演奏（パフォーマンス）で言えば、音楽家が、音楽についてのいろいろな知識、理論を勉強し、演奏のためのテクニックを身に付けた上で、舞台で実際に楽器を演奏したり歌ったりする、そしてそれに対して聴衆がいろいろな反応をして、それがまた演奏にフィードバックされることでもあります。

　私は、医療が表れる現場では、医師や看護婦と、患者が、共同でこのようなパフォーマンスを行っているのだと思います。医師や看護婦が、医学や看護を実践する、そして、患者や家族が積極的に医療者と一体となって、医療に関与するのです。

（日野原重明『癒しの技のパフォーマンス』春秋社、1997年）

***

　それからさらに20年以上が経過しました。電子カルテやインターネットの普及もあって、冒頭にも書いた問題点は、この数年でさらに深刻になっています。

　医師たちとメディカルパフォーマンス学の研究チームをつくり、医学会などで発表を続けてきた私の手元に、一冊の本が届きました。ベテラン医師として50年間にわたって日米両国の医療および医学教育に携わってきた田島知郎医師（東海大学名誉教授）の著書『病院選びの前に知るべきこと―医療崩壊から再生に向けて』（中央公論新社）です。その中にこんな指摘がありました。

***

　昨今の診療現場では、パソコンの画面の数字だけを見て、患者の顔を見ず、また五感を大切にしない医師が多くなっているように見受けられる。患者の顔つきや表情、診察室に入って椅子に座るまでの様相を観察することで、重要な情報がたっぷり得られること、またそれが医療における円滑なコミュニケーションの出発点であることが忘れられているようだ。（田島知郎、2010）

***

表1　メディカルパフォーマンスの効果

1. 患者満足度の向上

2. 患者・医師間の信頼関係の確立

3. 患者の治療およびQOLの向上に対する
　意欲の増加

4. 患者の病状、感情、性格、欲求、願望の正確な把握

5. 診療時間の効率化

6. コミュニケーション不全に起因する
　医師のストレスの大幅な軽減

7. 患者が発信するネガティブ情報の減少

8. 表現者としての医師の自信の強化

直接的にはこの一文が、今回、私にどうしても本書を執筆しなくてはならないと、強く決心させたきっかけとなりました。

　本書は、診察室をメディカルパフォーマンスのステージとして明確に意識することで、従来、日本人の美意識の特性とされてきた暗示表現の習慣とシャイネス（羞恥心）を、科学的に裏付けられたスキルによって克服し、医療の場での患者・医師間のやりとりを、本来、両者が求めてきた理想形へと近づかせることを目的とするものです。

　本書でお伝えするメディカルパフォーマンスが診察にもたらす効果は、前ページ表1の8点にまとめることができます。本書を参考に、皆さんも是非、これらの効果を実感してみてください。

＊＊＊

　本書は2011年に日経BP社が出版した『医師のためのパフォーマンス学入門』の新版です。全体は2部構成になっています。第1部は、メディカルパフォーマンス学の総論です。第2部は、『日経メディカル』と『日経メディカル Online』への連載をまとめたものです。新版ではケーススタディーを6ケース追加しています。なお、『日経メディカル』2010年6月号に掲載した「患者の不幸への共感の示し方」（本書178ページ）は、2011年度の北里大学医学部、産業医科大学医学部の入試問題に採用され、医学教育関係者のパフォーマンス学に対する関心の高さをうかがわせるものとなりました。

　本書が、ベテラン医師から研修医や医学生まで、多くの医師のコミュニケーション能力の向上と、患者との信頼関係構築のために、お役に立てば幸いです。

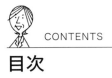

CONTENTS

目次

| はじめに | なぜ今、パフォーマンス学か | 3 |

| 第1部 | メディカルパフォーマンス学入門 | 11 |

01 メディカルパフォーマンスの目的 …… 12
02 非言語的パフォーマンス …… 18
03 患者の性格・感情をつかむ …… 30
04 説明の極意 …… 44
05 「共感」と「励まし」 …… 60

| 第2部 | ケーススタディー |
| | 医師の悩みにパフォーマンス学が答えます！ …… 66 |

01 言葉を使わず表現する …… 67
02 患者のキモチを読み取る …… 97
03 納得される説明のコツ …… 127
04 患者に共感を示そう …… 161
05 プラスアルファのパフォーマンス …… 191

| コラム | 日野原先生からいただいた二つの"謎"の言葉 …… 212 |

| おわりに | メディカルパフォーマンスのこれから …… 220 |

新版の発刊によせて …… 226

参考文献 …… 230

第 **1** 部

メディカルパフォーマンス学入門

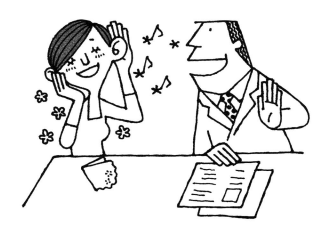

01 メディカルパフォーマンスの目的

役者・脚本家・演出家を一人でこなす

患者の声に耳を傾けなさい。診断は患者が教えてくれている。
(W. Osler, 1904)

診察室は、医師が診断や治療について説明をした後に、患者が自分の考えを表現する場である。
(A. Billings, 1999)

....

　「もう少し痩せた方がいいですよ」「薬は指示通りに飲んでください」…。患者の病気からの回復を願って、一生懸命説明や指導をしているのに、患者がちっとも聞く耳を持たず、指示も守ってくれない。そんな経験のある医師が少なくありません。

　医師は患者に対して、専門的な知識や長年の臨床経験に基づき、自信を持って説明や指導を行っています。その背景には、「（非専門家である）患者は、（専門家である）私の言葉を十分理解し、納得して、自分の言う通りにするはずだ」という思いがあります。

　ただ、時にその思いが固定観念になり、パターナリズム（paternalism、父権主義）に陥ってしまうのです。パターナリズムに凝り固まった医師は往々にして、患者の顔をじっくり見る、患者の発する言葉を聞く、患者の声のトーンの変化に耳を澄ませるといった、医療面接の基本を忘れてしまいます。その結果、医師と患

者の関係はよそよそしいものになり、治療の効果が十分に上がりません。

さらに、場合によっては、患者からクレームを受けたり、悪評を立てられたり（ネガティブPR）することすらあります。そこに至って初めて、「患者とのコミュニケーションの取り方に問題があったのかもしれない」と気付く医師が、なんと多いことでしょう。

実際、ここ数年、医療コミュニケーション関係の研究会での発表や、私に個人的に寄せられるメールでも、「あの最初の不注意な一言がなかったら」とか、「もっと早く、患者さんのホンネを知っておけばよかった」といった、医師の“反省の弁”を聞くことが増えています。

● パフォーマンス学は「自己表現の科学」

パフォーマンス学は、日常的な自己表現を、科学的な研究データに基づいて分析、実践するサイエンスです。それを医療現場に応用したものを、メディカルパフォーマンス学と呼んでいます。

わが国の社会は元来、お互いの立場やその場の状況の中に多くの情報が込められており、お互いが暗示的（implicit）に振る舞っていても伝えたいことが伝わるという、“以心伝心”の文化を持っています。米国の著名な人類学者であるエドワード・T・ホールは、「高コンテキスト文化」の代表的な国として日本を取り上げました。伝えたいことをいちいち論理的に組み立てて明示的（explicit）に「言挙げ」する態度は、むしろ美意識に反すると考えられ、避けられてきたのです。

しかし、押し寄せるグローバル化、IT化の波の中で、もはやそんな表現の仕方は通用しません。だからこそ、パフォーマンス学、医師にとってはメディカルパフォーマンス学が必要不可欠となってき

表2 メディカルパフォーマンス学が必要な理由

1. 「高コンテキスト文化」から「低コンテキスト文化」への変化

2. 患者の権利意識の変化と患者本位の医療の定着

3. インフォームドコンセントの普及

4. 医師の権威の失墜と医療訴訟の増加

5. 医療倫理への関心の高まり

6. IT化の進展に伴う情報の共有化と高速化

たのです（表2）。

　メディカルパフォーマンス学では、診察室における面接の場を、演劇の舞台に置き換えて、図1のように考えます。登場人物は医師と患者です。ここで、オンステージは診察室、バックステージは診察室以外の行動の場です。バックステージは、医師の自己表現を支える日々の研鑽とトレーニングの場でもあります。

　演劇の舞台には、役者、脚本家、演出家が必要です。診察室というステージで、医師はこの3役を1人でこなさなければなりません。診察室では、医師の発するすべての表現は、メッセージとなって患者に伝わります。患者は自らの感情を研ぎ澄ませて、医師の一挙手一投足に目を凝らしているのです。

　だからこそ、医師という「パフォーマー」にとっては、相対する患

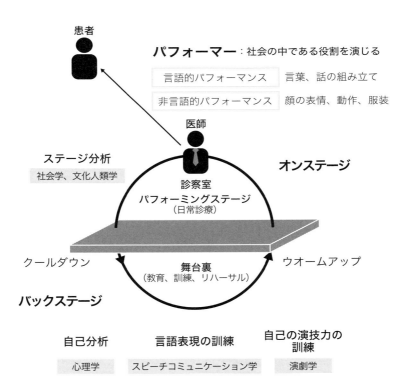

図1 メディカルパフォーマンス学における「オンステージ」と「バックステージ」

者の性格や好みを瞬時に判断した上で、それに合わせて、どんなことを、どのような顔で、どう話すのかが極めて重要です。それだけでなく、医師の姿勢、服装、動作、表情、さらに背景としての部屋の照明や、小道具としての椅子や机までもが重要になってくるのです。

「イス論争」の教訓

ここで注目すべきは、患者は「病気」という負の要素を抱えているがゆえに、医師が説明や指導をする際の表現に対して、時に不安になり、神経質になることさえあるという事実です。医師の何気ない一言やしぐさが、患者の不安、不信を招くのです。

やや古いエピソードになりますが、象徴的な例として、1980年代後半に実際にあった「イス論争」を紹介しましょう。患者と医師の立場の違いが、診察室にある椅子の見方の差となって表れています。相手の立場や状況を完全に理解するのがいかに難しいかということがよく分かりますので、やや長くなりますが引用します。

＊＊＊

最近、医師と患者とのコミュニケーションのことがやかましく言われてまいりました。ここで医師と患者という問題について論じたいのです。1987年4月4日に第22回日本医学会総会の第1日目が開かれました。その中で『21世紀への医学と医療の期待』というシンポジウムがあったんです。ひとわたり演者の話が終わって討論に入り、司会者がその時に出席していた文部省の佐藤国雄医学教育課長を指名したのです。そうしたら課長が立ち上がって、お医者さんは背もたれのついた、ひじ掛けのある立派なイスに座っている。病人は単なる丸イスに座っている。これ

でいいコミュニケーションができるでしょうか、こういう発言をしました。会場は一時、シーンとなったのですけれども、某医師会会長が立ち上がって、医師は8時間も同じイスに座っていなければならない。だから、いいイスに座っていて当然ではないか。第一、内科では患者さんを背もたれのあるイスに座らせたら背中を診ることができないので困る。こう言ったんですね。そしたら8割はお医者さんでした。みんな手をたたいた。

それから次の日、一般公開講演が有楽町マリオンの朝日ホールであった。その時に柳田邦男さん（ノンフィクション作家・評論家）が来て話をした。「昨日『21世紀への医学と医療の期待』という題のシンポジウムの中で"イス論争"がありました。しかし、患者も堅い木のイスに3時間も座って待っていなければならないということをお考えください」。こういう発言をしたら、今度は600人の一般の市民が拍手をした。

（阿部、1988；日野原、1988に収録）

＊＊＊

笑い話のようですが、医師と患者とでは、自分がどのように扱われているかについて、これほどまでに認識が違うのです。だからこそ医師には、「自分自身がパフォーマーである」という意識が必要であり、その意識の下で、注意深く組み立てた自己表現をすることが求められるのです。そして当然ながら、医師の思いを効果的に患者に伝えるには、患者の心を的確に読み取ることが前提となります。

それでは次から、メディカルパフォーマンスの具体的なテクニックを見ていくことにしましょう。

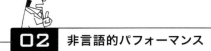

02 非言語的パフォーマンス

表情、動作、声は口ほどにものを言う

世界の隅から隅までが舞台でないことは言うまでもない。しかし、世界がどういう点で舞台でないのかを決める基準を明示することは容易なことではない。

(E. Goffman, 1959)

　政治家、歌手、レストランのシェフ…。どんな職業にも、それぞれのイメージがあります。もちろん、医師も例外ではありません。医師として働いている以上、社会が医師に対して持つイメージを壊したくないという気持ちが働くのは当然のことです。

　医師をはじめ、政治家、会社の経営者、弁護士といった、"人の上に立つ"人は特に、自分をどのように見せるか（自己呈示）という意識が働くものです。その際、誰でも思いつくのは、言葉で自分を表現することです。これを言語的パフォーマンスと呼びます。

　一方で、忘れがちなのが、表情、姿勢、しぐさといった、言葉以外での表現です。本書では、これら言葉以外の表現を総称して、非言語的パフォーマンスと呼びます。

　非言語的パフォーマンスは、メッセージを伝える手段として極めて重要であるにもかかわらず、海外でも日本でも、言語的パフォーマンスに比べて研究が立ち遅れています。時には言語より非言語の

方が、人間の本心を表していることが多いことを考えれば、これは非常に残念なことです。

　私は、30年余りのパフォーマンス学研究において、非言語的パフォーマンスの研究に特に力を入れてきました。非言語的パフォーマンスは、①音声的要素②動作的要素③外見的要素——の3つに分類されます（表3）。

表3　非言語的パフォーマンスの分類

1	**音声的要素** （周辺言語：パラランゲージ）	・声の高低、ボリューム、 ・話の間（ま）、スピード
2	**動作的要素** （キネシクス）	・顔の表情 　（目の動き、眉の動き、口の形） ・視線（まばたき、凝視の方向、 　凝視の時間、瞳孔の拡張） ・指・手・腕の動き、腕組み ・姿勢（向き、傾き、立ち方） ・首のうなずき、傾げ方 ・身体全体の移動時間 ・足の動き、開き方
3	**外見的要素**	・身体的特徴・体型 　（体重のコントロール） ・人工物（アドーンメントとオ 　ブジェクティクス：服装、装 　身具、持ち物）

19

図2 パフォーマンスの構成要素

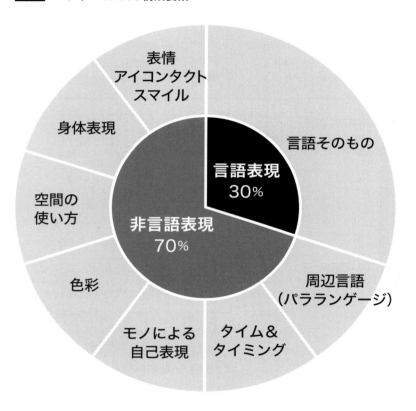

人類学者のレイ・バードウィステルによれば、非言語的パフォーマンスは、コミュニケーション全体のおよそ7割を占めるとされています（図2）。非言語的パフォーマンスは、言語的パフォーマンスよりもはるかに大きな影響を持っていると考えられているのです。

顔の中で最重要の要素は「目の動き」

　非言語的パフォーマンスの中でも特に重要なのが、顔の表情です。日本人を対象にした私の実験で、相手に対して好意を持つ際の要素を分析したところ、「顔の表情」が60％と最も多く、「声」が32％、「言葉」は8％にすぎませんでした。

　顔の中でも、メッセージを伝達するのに最も重要な要素は「目の動き」です。昔から「目は心の窓」とか、英語で「Eyes talk.」などと言うように、目は私たちが伝えたいことを、言葉以上に鮮明に、かつ微妙な部分まで伝えてくれます。

　視線の接触（見つめ）を「アイコンタクト」と総称します。アイコンタクトを形成するのは、①見つめている方向②見つめている時間の長さ③上眼瞼挙筋（眼筋の一つで、上まぶたを引き上げて目を開く際に使われる筋）の張り――です。アイコンタクトの長さは、性別、年齢、文化、国によっても異なります。

　アイコンタクトを計測する目的で、私は以前、こんな実験をしたことがあります。被験者に椅子に座ってもらい、向かいの椅子に座っている面接者に対して、3分間話をしてもらいました。その様子をビデオで撮影し、2人がアイコンタクトをしている時間（秒数）を計りました。その際、2人の椅子の間隔を60cm、113cm、180cmと3通り設定し、距離によってアイコンタクトがどのように変わるのかも調べました。

　その結果が次ページの図3です。2人の距離が離れるほど、アイ

図3 対人距離とアイコンタクトの量の関係

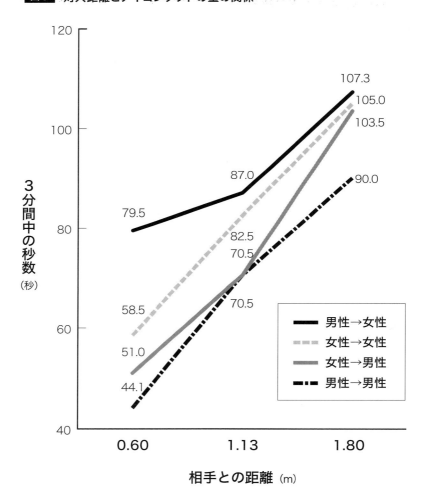

(出典：佐藤綾子, 2003,『人間関係づくりにおける非言語的パフォーマンスの研究：実践女子学園学術・研究叢書5』実践女子学園 p.99)

表4 日本人の1分間の表情の平均値

ニュートラル	**28**秒
スマイル	**34**秒
アイクローズ＆アンフォーカス	**28**秒
まばたき	**37**回
頭部のふり	**46**回
アイコンタクト回数	**36**回
アイコンタクトの長さ	**32**秒

（出典：佐藤綾子, 2010,『小泉進次郎の話す力』幻冬舎 p.117. 一部改変）

コンタクトの長さが増えていました。さらに興味深いことに、アイコンタクトが最も多かったのは、男性が女性を見つめる場合で、次は女性が女性を見つめる場合、3番目は女性が男性を、そして男性同士の見つめ合いは、最も短かったのです。

　ちなみに、2者間の対話における日本人の平均的なアイコンタクトの長さは、1分当たり32秒であることが、私の実験から分かっています（表4）。

　英国における同様の実験によれば、アイコンタクトが最も長いのは、女性が女性を見つめる場合でした。2番目は男性が男性を、3番目は女性が男性を、そして4番目は男性が女性を見つめる場合でした。アイコンタクトは、その人の属している集団、文化によっても違

うことが明らかになりました。男性が女性を見つめるという行為において、西欧人の方が用心深く、日本人はやや無遠慮ということかもしれません。

このことは、診察室において、男性の医師が女性の患者に対する際にも参考になりそうです。つまり、患者だからといって、あまり無遠慮にジロジロ見ると、女性患者は不快に感じる、あるいは医師に対して警戒心を抱くかもしれません。

● 相手を惹きつける姿勢、アームの動き、首の振り方

次に気を付けたいのは姿勢です。診察室での医師は、ほとんど常に椅子に座った状態で、次から次に入ってくる患者に応対します。カルテに記入する（最近では、パソコンの画面に向かってキーボードやマウスを使って入力する）動作も多いため、どうしても、患者に真正面から向き合わず、かつ猫背になってしまいがちです。

ところが、猫背の姿勢は、相手に対して「元気がない」「やる気がない」というメッセージを伝えてしまいます。診察を始める前から、患者に「この先生はやる気がなさそうだ」と思われては、いくら名医でも実力を発揮できません。

姿勢は、講演会や学会発表など、人前で話をする際にもとても重要です。背筋をしゃんと伸ばして、話の内容に応じてアーム（腕）を動かし、さらに、聞き手が大勢いる場合は首を左右均等に振りながら話すと、より説得力を持って相手に訴えることができます。

米国のバラク・オバマ前大統領は、演説時の姿勢、アーム、首の振り方が非常に上手な政治家の一人です。私がオバマ前大統領の就任演説を分析したところ、まるで計算したかのように見事に、首の振りが左右均等で、アームは胸の上、あるいは肩の上までよく動

いていました。

　日本の政治家で、肩の上までアームがよく触れていたのは、元首相の小泉純一郎氏です。政治家としての自信があふれており、聴衆を惹きつけるお手本のような話し方でした。

● 相手との距離は遠すぎず、近すぎず

　アイコンタクトに関する私の実験でも、椅子の間隔、つまり相手との距離が、アイコンタクトの量に大きな影響を与えていました。相手に対してどのくらいの距離のところに自分の身を置くか、これは実は、相手に対する好感（あるいは反感）の度合いを示す重要なバロメーターです。この、相手との距離のことを「対人距離（personal distance）」と呼びます。

　私が、「相手との間にどのくらいの距離を取りたいと思うか」について、日本人（男性434人、女性432人）を対象に実験を行ったところ、面白いことが分かりました。相手が家族の場合、友人の場合、他人の場合で、それぞれ「取りたいと思う距離」が異なっていたのです（次ページ図4）。例えば女性の場合、家族との対人距離は平均58cm、町の中での他人との対人距離は平均118cmでした。適切だと感じる対人距離は、性別、年齢、職業、さらに所得によっても、それぞれ異なっていました。

　私のこの実験は、米国の人類学者のエドワード・T・ホールが行った実験が基になっています。図4を見れば、米国では日本に比べて、家族との対人距離は日本より近いのに、他人との対人距離はずっと離れていることが分かります。

　診察室の中では、医師が座っている椅子と、患者が座る椅子の間の距離はほぼ一定です。診察室では医師が触診や聴診などを行いますので、当然といえば当然なのですが、その距離をどう感じる

図4 親密度と対人距離の関係

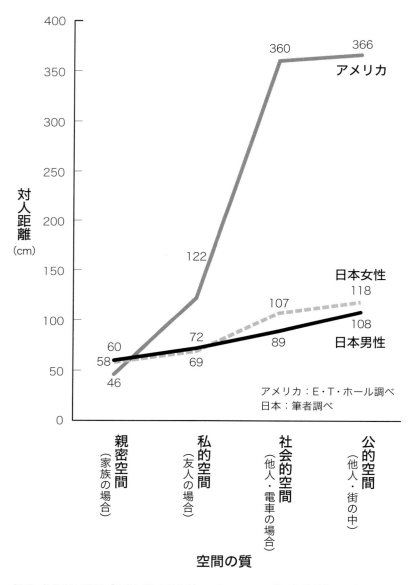

（出典：佐藤綾子,1995,『自分をどう表現するか ―パフォーマンス学入門』講談社 p.67）

か、どう受け止めるかは、人によって異なるということは、知っておいた方がよいでしょう。

周辺言語（パラランゲージ）を効果的に使う

ここまで、非言語的パフォーマンスの中でも動作的要素（キネシクス）について説明してきました。次は音声的要素である周辺言語（paralanguage）について説明しましょう。

パラランゲージとは、声の大きさ（小ささ）、声のトーン（高い、低い）、声のスピード（早い、ゆっくり）、息が漏れている、間延びしているなど、声に関する様々な要素の総称です。言葉で書けば同じでも、どんな声で伝えるかによって、相手に与える印象はまったく変わってきます。

例えば、喫煙量が多い喘息の患者に対して、医師が禁煙を勧める場面を考えてみましょう。医師が「たばこはやめてくださいね」と言う際、きつい調子で、脅すように言うのと、優しく、諭すように言うのとでは、患者へのインパクトは大きく異なります。「先生の言われる通り、今度こそ禁煙しよう」と納得することもあれば、逆に「先生にそこまで言われる筋合いはない、禁煙なんかするもんか」と怒らせてしまうこともあり得ます。患者の側にも、強く言われる方が効き目のある患者と、優しく言われる方がよい患者とがいます。同じ指示をする場合でも、患者のタイプに応じて言い方を工夫するというのは、医師に不可欠なテクニックと言えるでしょう。

どんなに良い言葉を選んだとしても、パラランゲージを適切に使いこなすことができなければ、患者に「禁煙」という目的を達成させる可能性は低くなってしまいます。一般的に、高すぎる声はヒステリック、低すぎる声は腹黒い、小さすぎる声は気弱という印象を与えます。

意外に知られていないけれども実は重要なこととして、言葉と言葉の間の「間」があります。私が前オバマ大統領の就任演説を解析したところ、オバマ前大統領は、話し始めはゆっくり、そしてピークに向かってどんどんワード数を増し、ピッチを上げて話していることが分かりました。ピッチを次第に上げて、畳み掛けるように話す話法を「クレッシェンド技法」と言います。この演説では、最初の1分間はたった77ワードだったのですが、最後の重要な呼び掛けの時には、最初の2.3倍の早さ、1分間に175ワードにまで上りました。ちなみに、小泉純一郎氏も、演説にこのクレッシェンド技法を用いていました。

　このことは、診察室における医師と患者の対話にも、大きなサジェスチョンを与えてくれます。不安な気持ちで診察室に入ってくる患者に対して、医師がいきなり急ピッチで話すことは、患者に圧力を感じさせ、良い印象を与えません。医師がいくら一生懸命に話をしたとしても、その言葉は空しく患者の耳から抜けていってしまうでしょう。

　医師は、何を話すか（言葉）はもちろんですが、どう話すか（パラランゲージ）にも気を配って、患者に接するべきなのです。

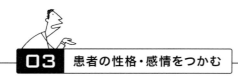

03 患者の性格・感情をつかむ

2秒で見抜くための
テクニック

医師・患者の対話で、医師にとって特に大切なのは、一方では患者から意味深い情報を手に入れ、他方では患者に診断や治癒方法についての提案を適切に伝えることである。

(H. Gronke, 2001)

　医師が何人か集まると、「困った患者さんが多くてね…」と、過去に経験した"困った患者"自慢になることが少なくないようです。患者から突き付けられた（医師にとっては）無茶な要求のあれこれについて、私のところに相談に来た医師から聞かされることもしばしばあります。

　どうしていいか分からないと思うほど手ごわい患者のタイプについて、ベテラン医師たちが合同で、若手医師向けに多くの助言をまとめた1冊の本があります。『院内ルールと医師のマナー』（日野原重明監修、エルゼビア・ジャパン）という書名で、2000年に初版が発行された後も刷を重ね、2011年に第6刷が出たほど人気の高い本です。患者から困らせられた経験のある医師がそれだけ多いということなのでしょう。

　この本では「やっかいな患者さん」として、①わがままな人②攻

撃的な人③医師を誘惑する人④医師を利用しようとする人——という４つのタイプを挙げています。さすがに経験豊富な医師たちが分析しているだけあって、現実味があります。

患者の性格を出会いの一瞬で見抜く

本来、医師と患者は、互いに協力し合い、病気の治療という同じ目的に向かって進んでいくのが理想です。ところが現実には、それはたやすいことではありません。医師が良かれと思って指導することを患者がちっとも守らない、逆に、患者が自分の症状を必死に訴えても医師が真剣に取り合わないといったことが、あちらこちらで起こっています。

このような医師と患者の間のディスコミュニケーションは、どうして起こるのでしょうか。私は、大きな理由の一つとして、医師が患者の性格、心理、感情、立場などを読み間違えていることを指摘したいと思います。

従順で、服従欲求の強い患者に違いないと考えて、医師がちょっと強い口調で話をしたら、後で「△△先生は、診察室で患者である私を叱りつけた。医師としてあるまじき態度だ」などと、病院に投書されたといった話をよく聞きます。当の医師にしてみれば、患者を叱ったつもりはまったくないので、投書の意図が分からず、困惑してしまうのです。そんな後悔をしないためにも、医師に必要なのは、診察室に患者が入ってきた瞬間に患者の性格を見抜くスキルです。

私はこれまで、歴代首相の引退時期のはぐらかしや、国会議員たちのウソ、元官僚の虚偽発言、大物タレントの偽りの謝罪などなど、数え切れないほど多くの人の本心を見抜き、マスメディアを通じてウソを指摘してきました。その結果、あまりありがたくないのですが、「人間ウソ発見器」の異名が付いています。

患者が全員、まじめで努力家で誠実な性格なら、医師と患者は
お互いに「互恵性（reciprocity）」を発揮して、より良い治療に向
かって一緒に歩んでいくことができます。ただし、全員がそんな性格
とは限りません。患者の性格をざっと挙げただけでも、わがままな
人、話が長すぎる人、攻撃的な人、医師を利用しようとする人、本心
を見せない人、ウソをつく人、自尊心の強すぎる人、何にでも迎合す
る人、責任感がない人、ネアカでポジティブな考え方ができる人、ネ
クラでなんでもネガティブに捉えて悩む人…など、千差万別です。

　診察室に患者が入ってきた一瞬で、こうした患者の性格を読み
取れるか読み取れないかで、その後の診療がまったく変わってくる
のです。

● 誰でも相手の顔の表情から感情を読み取れる

　非言語的パフォーマンスの中でも特に重要なのは顔の表情であ
ることは前述しました。顔の表情は、その人が何を考えているか、何
を感じているかを表す鏡です。

　表情には「マクロ」と「ミクロ」の２種類があります。まばたきのよ
うに、はっきりと１回、２回と数えられる動きや、顔中をぐちゃぐちゃ
にして泣く時のような、大きく、分かりやすい表情は、「マクロの表
情（macro expressions）」です。一方、喜怒哀楽がほんの一瞬表
れるものの、すぐに次に変わってしまうような表情は、「ミクロの表情
（micro expressions）」、あるいは「微表情」と呼びます。微表情
では、それが表れている間の表情筋の動きもほんのわずかです。

　表情について古くから多くの業績を上げているのが、米国の心理
学者、ポール・エクマンです。彼は、私のニューヨーク大学大学院留
学時代の指導教官の友人で、私はエクマンの「表情コーディングシー
ト」の流れを受け継ぎ、独自のコーディングシートを作成して、表情

を読み取っています。

　エクマンは、パプアニューギニアなど、米国とは文化背景がまったく異なる複数の国々でフィールド調査を行い、悲しみと苦悩、怒り、驚きと恐怖、嫌悪と軽蔑、楽しい感情など、表情に表れる感情を、人々がほぼ共通して読み取れることを指摘した最初の人です。エクマンは、私たちは誰でも、注意しさえすれば、顔の表情から感情を読み取れることを発見しました。

　私は彼の言説を基に、これまでたくさんの表情実験を行ってきました（次ページ図5）。顔の表情の重要性について説明をしてから映像を見せて、その表情からどんな感情を表しているのかを問うてみると、年齢、職業、性別、学生か社会人か、住まいは東京か北海道か、といった様々な差を超えて、ほぼ100％の人が正解に至ることが分かりました。

● 自尊欲求の高い患者は本心を明かさない

　しかし、こと医師に限って言えば、患者の表情からその性格や感情を正確に読み取るには、越えなければならない幾つかのハードルがあるのも事実です。

　まず認識すべきなのは、人間は様々な理由で自分の本心を隠そうとするということです。特に患者の場合、医師に嫌われたくないという自己防衛心が働き、しかも、自分のことを尊重してほしいという「自尊欲求」が強く働いています。この自尊欲求のために、いきなり本心を明かすことはしないのです。

　患者の中には、自尊欲求が高いあまり、強気な言い方をしたり、わざと医学の専門用語を使ったりする人もいます。こうした自己表現は、等身大の自分よりも大きく高く見せようという意味で「自己高揚的自己呈示」と呼ばれています。このタイプの患者に対して、医師

33

図5 顔の表情と感情

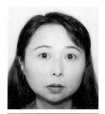
中立

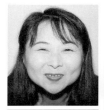 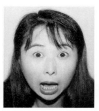 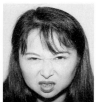
①幸福　②怒り　③驚き　④嫌悪

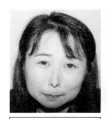 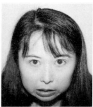 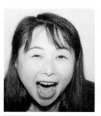 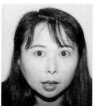
⑤悲しみ　⑥怒り　⑦幸福　⑧恐怖

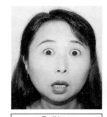 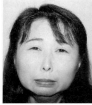 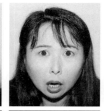 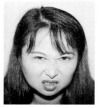
⑨驚き　⑩悲しみ　⑪恐怖　⑫嫌悪

(出典：佐藤綾子,1995,『自分をどう表現するか —パフォーマンス学入門』講談社)

は「生意気な患者だ」と感じたり、逆に、その態度にまんまとだまされて、本来すべき説明とは異なる言い方になってしまったりします。

これと逆のタイプが「自己卑下的自己呈示」です。このタイプは、自尊欲求が高いという点では同じなのですが、医師から生意気だと思われたくないために「私は素人で何も分かりませんので」とか「専門の先生にお任せします」などと、相手（医師）をひたすら立てて、自分はへりくだります。

こうした感情は、いずれも表情筋に直ちに伝達されます。ただしその変化は「ミクロの表情」のわずかな変化です。

「自己卑下的自己呈示」であれば下向きの目線、あるいは下から仰ぐように医師を見つめて、か細い声で、言葉も少なく、従順な態度を示すようになります。「自己高揚的自己呈示」であれば、クッと医師の目を見つめ、たとえ自分にとって都合が悪いこと（例えば治療費がとても高いということなど）を言われた場合でも、本心は「高すぎて払えないかもしれない」と不安でも、その感情が伝わらないように、目つきを変えないよう努力します。

「自己高揚的自己呈示」も「自己卑下的自己呈示」も、度が過ぎると真の性格や感情とは異なり、ウソになってしまいます。医師がそのウソを真に受けると、患者の性格を読み違えてしまうのです。

医師の自信が表情読み取りの邪魔をする

こうした患者側の要因だけではありません。私に言わせれば、医師の側にも患者の性格を読み取れない要因が少なくとも２つあります。

１つ目は物理的な要因です。診察中の医師は、書類の記載やパソコンの操作に忙しく、患者の表情を読み取る余裕がありません。

２つ目は、専門家であるという医師の自信が、患者の表情をゼロ

35

ベースから熱心に読み取るという努力を妨げている点です。言葉を聞き取ることはするのですが、表情を読み取ることをしておらず、しかも、専門知識と技術を備えているがゆえに、「表情から感情を読み取るなどということをしなくても、十分診療はできる」という過信につながっているのです。そもそも従来の医学教育では、患者の表情から感情を読み取る訓練をしてきませんでした。

つまり、医師が患者の表情から感情を読み取ろうとする場合、それを阻害する要因は、医師の側にも患者の側にもあるのです。

「AS2秒の表情読み取り実験」が示すもの

私は、これまでに述べてきた表情に関する原則を踏まえ、実際に私たち日本人がどのようにして相手の表情を読み取ることができるのかを実験してみることにしました。名付けて「AS2秒の表情読み取り実験」です。ここで「AS」というのは「Ayako Sato」の略、つまり私の名前からきています。

まず、7人の大学院生が自己紹介のスピーチをする映像を準備しました。その動画からすべての音声要素を削除し、顔の表情だけを残しました。映像の長さは、2秒、5秒、10秒の3通り作りました。これらの顔の表情だけの映像を、彼らをまったく知らない人に見てもらい、彼らの性格特性を見抜けるかどうかを実験してみたのです。回答の選択肢は、18対の性格特性を示す36項目から成り立っています（表5）。

パフォーマンス学に多少の知識のある大学生60人と社会人40人に回答してもらったところ、興味深いことが分かりました。たった2秒の映像からでも、回答者は7人の大学院生たちの性格特性を、ほぼ正確に読み取っていたのです（38ページ表6）。

そこで今度は、この実験の回答者を、眼科医、耳鼻科医、内科医、

表5 「AS2秒の表情読み取り実験」での36の性格特性

1	明るい	2	暗い
3	寛大	4	怒りっぽい
5	まじめ	6	ふまじめ
7	優しい	8	意地が悪い
9	協調性がある	10	わがまま
11	根性がある	12	あきっぽい
13	頼れる	14	頼りにならない
15	親しみやすい	16	とっつきにくい
17	元気がいい	18	元気がない
19	謙虚だ	20	尊大だ
21	あたたかい	22	冷たい
23	正直	24	嘘つき
25	頭がいい	26	頭が悪い
27	有能	28	無能
29	淡白	30	しつこい
31	気が強い	32	気が弱い
33	努力家	34	なまけもの
35	几帳面	36	あらっぽい

表6 顔における第一印象形成の確度と時間に関する実験結果

		順位	時間		
			2秒	5秒	10秒
サンプルA	社会人	1位 2位 3位	親しみやすい 優しい 明るい	親しみやすい まじめ 頼れる 明るい (4位) 優しい (5位)	まじめ 親しみやすい 明るい 優しい (7位)
	大学生	1位 2位 3位	まじめ 親しみやすい 明るい	まじめ 親しみやすい 協調性がある 明るい (9位)	まじめ 親しみやすい 努力家 明るい (5位)
サンプルB	社会人	1位 2位 3位	まじめ 優しい 努力家	優しい まじめ あたたかい 努力家 (6位)	優しい まじめ 気が弱い 努力家 (10位)
	大学生	1位 2位 3位	優しい まじめ 協調性がある	優しい まじめ 気が弱い 協調性がある (5位)	優しい まじめ 気が弱い 協調性がある (9位)
サンプルC	社会人	1位 2位 3位	明るい 元気がいい あきっぽい	明るい 元気がいい あきっぽい	明るい 元気がいい しつこい あきっぽい (5位)
	大学生	1位 2位 3位	明るい 元気がいい 親しみやすい	明るい 元気がいい しつこい 親しみやすい (10位)	明るい 頭がいい 元気がいい 親しみやすい (5位)

回答者：n=100 (社会人40人、大学生60人)
(出典：佐藤綾子, 2009, 『一瞬の表情で人を見抜く法』PHP研究所)

	順位	時間		
		2秒	5秒	10秒
サンプルD 社会人	1位 2位 3位	まじめ 気が弱い 暗い	まじめ 気が弱い 暗い	まじめ 気が弱い 元気がない 暗い (8位)
サンプルD 大学生	1位 2位 3位	明るい 元気がいい 親しみやすい	明るい 元気がいい しつこい 親しみやすい (10位)	明るい 頭がいい 元気がいい 親しみやすい (5位)
サンプルE 社会人	1位 2位 3位	まじめ とっつきにくい 努力家	まじめ 努力家 几帳面 とっつきにくい (6位)	まじめ 努力家 頼れる とっつきにくい (6位)
サンプルE 大学生	1位 2位 3位	まじめ 頼れる 頭がいい	まじめ 頼れる 努力家 頭がいい (6位)	まじめ 頼れる 几帳面 頭がいい (4位)
サンプルF 社会人	1位 2位 3位	頼りにならない なまけもの 元気がない	頼りにならない あきっぽい 元気がない なまけもの (5位)	頼りにならない 優しい 元気がない なまけもの (8位)
サンプルF 大学生	1位 2位 3位	あきっぽい 頼りにならない 元気がない	あきっぽい 淡白 なまけもの	優しい 親しみやすい なまけもの 頼りにならない (4位) あきっぽい (6位) 元気がない (7位)
サンプルG 社会人	1位 2位 3位	明るい 元気がいい 頼れる	明るい 元気がいい 親しみやすい 頼れる (13位)	明るい 元気がいい 親しみやすい 頼れる (7位)
サンプルG 大学生	1位 2位 3位	明るい 親しみやすい 元気がいい	明るい 親しみやすい 元気がいい	明るい 元気がいい 親しみやすい

看護師など、様々な職種の医療従事者に拡大しました。地域的にも、東京のみならず、大阪や名古屋、仙台など異なる地域で繰り返しました。いずれの実験でも、やはり同じ結果でした。つまり、医療従事者も、注意深く観察すれば、たった２秒という短い時間であっても、相手の表情から性格をつかむことができることが確かめられたのです。

「輪切りの第一印象」を見落とすな

　医師の自己表現の研究を長らく続けてきた、米国の社会心理学者のナリニ・アンバディとジョン・J・スコウロンスキーらは、こうした第一印象形成について、「thin slice first impressions」（薄く輪切りにした第一印象）という面白い名前を付けました。パッと見ただけの、場合によっては１秒にも満たない一瞬の「輪切り」で、私たちは、相手はこんな人だ、という印象を形成するというわけです。ここには相手のそれまでの経歴や、社会的地位などは含まれていません。

　患者の「輪切りの第一印象」をつかむことの重要性は、どの医師であっても変わりません。最近は、以前にかかっていた医師からの紹介状を携えて受診する患者も増えています。そんな場合、医師はつい、「必要なことは紹介状に書いてあるはずだし、予診のアンケートにも答えてもらっている。患者の第一印象など大した意味はない」と考えてしまいがちです。しかしそうすると、紹介状の情報に影響を受けてしまい、真っ白な心で患者に向き合うことができなくなってしまいます。私に言わせれば、それは大変もったいないことです。

患者のウソの見抜き方

　患者は医師に対して、時にウソをつきます。医師に叱られたくないあまり、指示通りに薬を飲んでいなくても「飲んでいます」と言った

り、逆に、医師の関心を引き付けたくて、ほとんど痛みが取れている
のに、「膝の痛みが一向になくならない」と言ったりすることもありま
す。

　前述のポール・エクマンは、『Telling Lies』(1985/1992)、
『Emotions Revealed』(2003)などの著作で人間のつくウソにつ
いての研究成果を発表しており、FBIの犯罪捜査にも協力していま
す。彼は長年の訓練の結果、表情を書き込むという作業を何度も繰
り返し行っていると、オートマティックに人の表情を読み取ることが
できると言っています。この指摘には、私もまったく同感です。

　このことを医師が患者の表情を読み取る際に当てはめると、患者
のウソを見抜けるかどうかは、これまでの(ウソを見抜いた)経験と、
その瞬間の注意深さにかかっていると言えるでしょう。

　人間がウソをつく時には幾つかの特徴があります。分かりやすい
のが瞬きの回数です。瞬きの数が異常に増える時、患者は何か隠し
事をしているか、ウソをついていることが推測されます。

　「泳ぎ目」もウソをついている時に多い表情です。視線が上下、左
右に不安げに動き、定まらない状態です。ただし、ウソがバレないよ
うにするために、目をしっかりと閉じてしまうこともあります。

　顔を上下に2分割して観察すると、微妙な表情が読み取りやす
くなるようです。例えば、顔の下半分にある口元は、口の周りの筋肉
(口輪筋と総称される)がよく動いて「はい、よく分かりました、先生」
などとほほ笑んでいるのに、顔の上半分にある目は、目の周りの筋肉
(眼輪筋と総称される)がまったく動いておらず、ブスッとしているこ
とがあります。本心ではちっとも理解していないのに、調子よく「分
かりました」とウソをついていることの表れです。このようなズレの
ある表情は、口輪筋の方が自由自在に操れ、眼輪筋は後から遅れ
て動くために起こります。顔の上下で表情が違っていたり、時間差が

41

あったりする時は、患者がウソをついている可能性があります。

　ウソをついている時は、話すスピードもいつもとは異なります。必要以上にペラペラ早口でまくしたてる、あるいは逆に、急に黙り込んでしまうのも、ウソの兆候であることがあります。

● 笑い方は加齢によって変化する

　診察を終え、医師が「ではこれから、頑張って治療していきましょう」と笑顔で患者を送り出すという場面で、患者はどんな表情を浮かべるでしょうか。人によっても差がありますが、比較的若い患者の場合、たいていはニッコリとほほ笑みを返してくれるでしょう。ところが、高齢の患者の場合、ほとんど表情を変えずに、ただうなずくだけで、黙って診察室を後にするということがあるようです。医師としては、「この患者さんは、治療を続けていく意欲があるのだろうか」と、心配になります。

　実は、笑いの表出には年齢が大きく影響します。思春期の娘を指

表7 笑いの表出の有無と面白さの強度（高齢者の場合）

	面白さの強度			計
	感じなかった	少し感じた	とても感じた	
表出なし	9 (31.0％)	12 (41.4％)	8 (27.6％)	29 (100％)
表出あり	8 (13.8％)	28 (48.3％)	22 (37.9％)	58 (100％)

（出典：竹原卓真.野村理朗,2004,『「顔」研究の最前線』北大路書房）

して「箸が転んでもおかしい年頃」という言葉があるくらい、若い人はよく笑います。笑いの表出強度に関する研究によれば、高齢者は若者に比べて、口角や頬がごくわずかに動く程度で、あまり笑わないことが観察されています。これは、面白いことがないというのではなく、高齢者の場合は、面白さを感じても、笑いの表情として表出することが少ないということです（表7）。

　面白いと感じるか、感じないかについても、多くの研究があります。それによると、高齢者は、自分と同年代の人の言うことにはよく笑うということも報告されています。また、認知症の高齢者も、笑い方が若者とは異なります。

　このように、加齢とともに笑い方も異なってきます。医師はそのことを理解し、高齢者が診察室であまり笑ってくれないからといって、それだけであまり心配しない方がよさそうです。

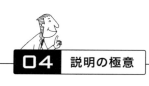

04 説明の極意

患者が理解し、納得し、信頼する伝え方

治療コミュニケーション（therapeutic communication）は、あらかじめ計画する必要があるが、その計画は不自然なものであったり、あまりにも技巧的なものであってはならない。誠意のない行為は、患者にすぐそれと悟られ、にせ物だと見破られる。治療コミュニケーションの第一原則は、誠実さであり、自然に振る舞うことである。とりわけ非言語的コミュニケーションは、真実で、心からの感情を表したものでなければ効果は期待できない。　　　(M.N.Blondis & B.E.Jackson, 1982.　[仁木・岩本訳、1983.])

　医師はその役割から考えて、自分の説明を患者に理解してもらい、納得してもらう必要があります。病名、検査の方法、薬の飲み方など、いずれも医師の説明を患者が理解し、納得してくれないことには、治療が始まりません。

● まずは患者の信頼を得ることから

　医師が伝えたい内容が患者に伝わるかどうかは、当然ながら、どのように伝えるかにかかっています。それについてはこれから幾つかの説明の"極意"をお伝えします。しかし、それ以前の問題として、

患者に聞く気持ちがあることが前提です。いくら重要な情報でも、聞こうと思わなければ、右の耳から左の耳に抜けていくだけだからです。

　患者が「先生の説明をしっかり聞こう」と思うのは、どのような場合でしょうか。それはズバリ、医師を信頼している場合です。もし患者が医師に対して不信感を抱いていれば、「どうせウソに決まっている」と、初めから"話半分"で聞くでしょう。

　医師は病気を治す専門家ですから、患者が医師を信頼するのは当たり前であり、あえて「患者が自分を信頼してくれているかどうか」を考えることなどないかもしれません。しかし、それこそが医師が陥りやすい落とし穴なのです。さらに言えば、信頼が得られるかどうかは、患者の医師に対する第一印象に左右されることが大きく、しかもそれは、患者が診察室に入ってすぐ、たった数秒のうちに決まってしまうものなのです。

　私たち人間は、たった一瞬のうちに相手の心を読み取ろうとし、また、意識を集中しさえすれば、正しく読み取ることができる能力を持っています。このことに注目したのは、米国の心理学者であるティモシー・ウィルソンです。ウィルソンは、人間は他人に出会った瞬間に、ほとんど意識もせずに、1秒当たり1100万要素以上の情報を脳に取り入れており、そのうちの大部分は目から入ってくることを突き止めました。その現象を「非意識的な思考は進化による適応である」として、「適応的無意識（adaptive unconsciousness）」と名付けました。

　診察室に初めて訪れる患者のことを考えてみましょう。患者は、自分を診察する医師がどんな人柄であり、自分に対して親身に接してくれるかどうかを真剣に探ろうとするはずです。時には祈るような気持ちで、また時には疑心暗鬼になって、医師の顔を見つめ、その

声に耳をそばだてます。患者の集中の度合いを考え合わせれば、医師に対する患者の印象が出会いの一瞬で決まる可能性は、一般的な人と人との出会いよりも高いとすら言えます。

患者の第一印象を良くする３つのポイント

社会の中で生きていく以上、相手からどう思われるかが気にならない人はいないでしょう。しかし、医師は、高い専門性に由来する自信があるために、他の職業に比べると、自分の第一印象について無頓着な人が多いようです。しかし、それでは困ります。

先に述べた通り、患者の医師に対する印象が一瞬のうちに決まってしまうことを考えると、医師が患者との信頼関係を築くためには、次の３点が常に満たされており、かつ、患者に対して常に発信されていることが必要です。

１点目は社会的特性。これは、温かさ、楽しさ、愛想のよさ、誠実さなどを指します。「この先生になら話しやすい」という印象を患者に与えることは、信頼を得る第一歩です。

２点目は品性。正直さや高潔さは、診療に対する態度に自然と表れるものであり、医師という職業には不可欠です。

そして３点目は、社会から認められ、尊敬される人物であるということです。医学の進歩に貢献するような業績や、多くの患者を治療してきた経験は、間違いなく尊敬の対象となります。

医師の多くは、自分の医師としての実力は、あえて意図的に表に出さなくても自ずと伝わるものだと考えています。そして、自分が患者からどう見えるかに注意を払うことは無意味である、あるいは照れくさいと考えているようです。

ですが、患者に良い第一印象を与えることは、医師が患者の信頼を得る上で大きな影響を及ぼすことを、私は強調したいのです。医

師の方々には、上記の3点を、自然に、繰り返して、しかも、もはや何の努力もいらないくらいに自然に、すなわち第2の天性（second nature）になるくらいに発信できるようになっていただきたいと思います。

● 医師が持つ「エトス」を伝える

　頭痛を訴える患者が、内科診療所を受診し、医師から、「診察の結果、あなたの病気は偏頭痛と考えられます」と言われたとしましょう。医師の側からすれば、患者が自分の診断に疑いをはさむなどというのはあり得ないことでしょうが、患者の中には「私のこの頭痛は、本当に偏頭痛なのかしら。もしかして脳腫瘍ということはないのかしら」などと、不安に思う人もいるかもしれません。

　健康な人の場合、初めて会う相手に対してはまず「不確実性の解消」、つまり、この人は何者なのか知りたいという欲求が湧きます。次いで「不安の解消」、つまり、この人は自分にとって良い人か、付き合う価値のある人かどうかが気になります。患者の場合、頭が痛いなどの何らかの症状があって医療機関を受診しており、「重い病気だったらどうしよう」という不安を抱えているわけですから、なおさら相手（医師）が自分にとって良い医師かどうかを知りたい気持ちが働きます。

　そこで、医師に求められるのは、「エトス」のある表現です。エトスの語源はギリシャ語ですが、英語に転じて「ethos」となりました。端的に言うと、「信ぴょう性」「本当らしさ」を意味する言葉です。つまり、患者が「この先生なら安心だ」と心から信頼を寄せるような表現のことです。

　パフォーマンス学の立場からは、エトスには、①力動性②社交性③権威ある態度④信頼性⑤個人的魅力——という5つの要素があ

ります。

　力動性（dynamism）とは文字通り、みなぎるパワーがあること
です。医師自身が弱々しく、元気がなければ、患者はなかなか医師
の言うことを信用できません。社交性（sociability）とは、社会的
自己表現のスキルを身に付けているかどうかです。医師が威張り散
らしたり、横柄な口をきいたりするようでは、社会的に適正な自己表
現とは言えません。逆に、親しすぎる口調も、医師にはふさわしくあ
りません。

　権威ある態度（authoritative manner）とは、威張っていると
いうこととは違います。自分に医学知識が豊富であることを誇示し
ようと思って、難解な医学の専門用語を多用する医師がいますが、
これではとても権威ある態度とは言えません。専門知識があるから
こそ、患者の理解度に合わせて、必要なら医学用語をなるべく使わ
ずに、しかも正確に分かりやすく説明ができる、その方が医師の実
力を感じさせるものです。

　信頼性（reliability）は、過去の実績が最もものをいうところで
す。従来から患者は、医師自身や、医師の勤めている医療機関の評
判について、口コミで情報を得ていました。近頃はインターネットが
普及していますので、インターネットで医療関連の口コミ関連サイト
を検索するなどして、さらに多くの情報を得ています。

　最後の個人的魅力（personal attractiveness）は説明が難し
いのですが、「患者に対する思いやりがある」「ベストを尽くして治療
をしてくれる」といった、ポジティブな印象を抱かせる人間的な魅力
のことです。

　この5つの点を常に念頭に置いて、言語的パフォーマンスはもち
ろん、顔つきや姿勢といった非言語的パフォーマンスを実践してい
くことが、医師としてのエトスを発信することになり、患者からの信

頼獲得につながるのです。

 ## 順序立てて説明するための９つのステップ

　次に、具体的な説明の仕方について解説しましょう。病気や治療の内容について、医師が懇切丁寧に説明し、患者も理解したように見えるにもかかわらず、診察が終わって患者が診察室を出ていく間際に、「先生、私の病気は本当に○○ですか」とか「やっぱり入院した方がいいんじゃないでしょうか」などと聞いてくることがあります。医師にしてみれば、「あれだけ丁寧に説明したのに、そんなことも分かっていなかったのか」と、がっくりきたり、イライラしたりするものです。

　なぜこのようなことが起こるのでしょうか。同じような経験をした医師の多くは、「患者の理解力が低いからだ」と決めつけます。しかし、私に言わせれば、必ずしもそうとは限りません。

　説明には順序というものがあります。何事も順序立てて話さなければ、相手の理解を得ることはできないのです。ましてや相手は通常の状態ではなく、病気を抱え、不安な気持ちでいっぱいです。いつもならスッと頭に入ることでも、なかなかそうできない。それが多くの患者の心理であることも、医師は心得ておくべきでしょう。

　では、医師が患者に説明する際、内容が最も伝わりやすい順序とはどのようなものでしょうか。私はこれまでの研修を通じて、次ページの表8に示す9段階のステップをお勧めしています。まずは何が問題となっているかを確認し、次に問題解決のためには現状を変更する必要性があることを示し、その上で解決策を提示し、なぜそれが良いのかを具体例を挙げつつ説得し、さらには解決策を実施しなかった場合のデメリットを明示した上で、お互いがWin-Winの結果になるような解決策を行動に移す。この順序で話をすれば、

表8 話の組み立て方：9つのステップ

1	問題の定義と確認
2	問題の理由の分析から課題に結び付ける 因果関係の方程式づくり
3	現状を変更する必要性の認識 （ただし、決して相手のしてきたことを否定しないこと）
4	解決策の提示
5	提示した案が優れていることの説得
6	上記を支持する材料（サポーティング・マテリアル）の 提示（過去の実績、先行評価など）
7	相手との情動のダンス
8	相手がこの提案（point of suggestion）を 無視した場合の危険性またはデメリットの明示
9	Win-Winの結果に向けて行動を開始する

（出典：佐藤綾子, 2005,『プレゼンに勝つ！「魅せ方」の技術』ダイヤモンド社. 一部改変）

自分の伝えたいことが、分かりやすく、誤解されずに伝わるのです。

「副作用は1万分の1です」に傷つく患者

とはいえ、診察室で、医師がこのように話を論理的に組み立てることだけに専念していると、思いがけない失敗も犯すので注意が必要です。

このことに関して、患者と医師のコミュニケーション研究で長年の実績を持つエリオット・フリードソンの、「もし医師が、1万症例のうちたった1回失敗したとしても、それは、個々の患者にとっては、自分がその症例にならないだろうかと懸念する根拠になる」という言葉を肝に銘じるべきでしょう。

例えば、手術の成功率や薬の副作用の発現率を説明する際、医師はしばしば「○○手術の成功率は30％です」とか、「この薬で重い副作用が出るのは1万分の1以下です」といった、数字（確率）を用いた説明をします。それ自体はデータに基づいた正しいものであったとしても、その言葉を患者に伝える際の医師の声や顔つきに信頼感が感じられなければ、患者の頭にはマイナスの情報ばかりが残ります。そして、自分が大切に扱われておらず、切り捨てられたような気分となり、傷つくのです。

つまり、論理的な説明の場面であっても、あるいは、論理的な説明をする場面でこそ、非言語的パフォーマンスが極めて重要になってきます。

声のトーンは高すぎず、低すぎず

説明の際の非言語的パフォーマンスが重要である典型例として、医師の声が患者に与える影響について説明しましょう。

前述の米国の社会心理学者、ナリニ・アンバディは、医師の声と、

患者から訴訟を起こされた経験の有無との関係について、興味深い調査をしました。アンバディはまず、医師の会話を録音し、音声から高周波の音を取り除いて、言葉の意味を分からなくしました。イントネーション、声の抑揚、リズムだけが残った音声を被験者に聞いてもらい、「この音声からどのような印象を受けるか」で分類しました。

その結果、音声に敵意や威圧感があると判断された医師は、温かさや気遣いがあると判断された医師に比べて、患者から訴えられた経験のある人が多かったのです。言葉の中身だけでなく、それをどんな声で話すかが、患者の認識に大きな影響を与えることを示唆するデータです。

実際、インフルエンザの流行期などで、次から次と受診する患者を前に、医師はつい、「(あなたも) インフルエンザですね」と気持ちのこもらない、平坦な、ぼそぼそした声で病名を伝えてしまいがちです。ですが、この声が、患者との間に思わぬトラブルを招くことがあるのです。

医師が説明する際、声のトーンは高すぎても、逆に低すぎてもよくありません。声に十分なボリュームがあり、発音が明瞭で聞き取りやすいこと。そして、話すスピードにも気を付けましょう。これらは医師が患者に話す際に、常に心掛けておくべきポイントです (高齢の患者の場合はなおさらです)。下を向いて書類に目を落としながら話すと、どうしても声が小さく聞こえてしまいます。話をする時は患者にきっちりと向き合い、声がきちんと患者の耳に届くように話すことも重要です。

話すスピードは、患者が無理なく理解できるくらいの速さが望ましいです。若い男性にはこちらがある程度早口でしゃべっても構わないでしょうが、年配の人や女性の場合は、話すスピードを意識して

やや抑えましょう。忙しいからといって、いきなり早口で、畳み掛けるように話すと、内容が伝わらないばかりか、患者は自分がないがしろにされたと受け取ってしまいます。

医師の支配欲求はデメリットが大きい

　手術や検査についての説明には、さらに慎重さが求められます。手術や検査を受けるか、受けないかは、患者にとってはかなり重大な決断です。治療上、手術が必要だということを頭では分かっていても、自分の体にメスを入れることに対する抵抗感も強いため、くよくよ悩んでなかなか決断できない患者が多いものです。

　そんな患者を前にして、医師はつい、「あなたにはすぐに手術が必要です。仕事は休めますね」などと結論を急ぎがちです。このような場合、医師の心に働いているのが「支配欲求」です。医師患者関係を表す際に長らく使われてきたパターナリズムも、この欲求の表れと言えます。

　一昔前のように、医師の「支配欲求」に対応する形で、患者の側にも「服従欲求」が働いていれば、あまり問題なく終わるのですが、インフォームドコンセントが普及した今日では、医師に「○○しなさい」と決めつけられることに対して抵抗感を抱く患者が増えてきました。その変化は、診療の現場にいる医師自身も実感していることでしょう。

　心から納得していないのに、無理矢理決断を迫られたと患者が感じている場合、手術後のクレームに発展する危険性もあります。「先生があんなに言うから手術をしたのに、合併症を起こして入院が長引いてしまった」という具合です。医師が「支配欲求」で患者をコントロールしようとするのは、今や、メリットよりデメリットが大きいと言えるでしょう。医師は患者に対して、共同で仕事を進めるパー

トナーのように会話を進めていくことが肝心です。

 ## 怒りの感情をコントロールする

　医師も人間ですから、あまりにも忙しすぎたり、スタッフが指示を守らなかったりすると、怒りの感情が込み上げてきます。それは当然と言えば当然です。

　しかし、アリストテレスはいみじくもこう言いました。「人々が怒るのは自分自身について苦痛を覚えている時である。というのは、苦痛を感じている者は、何かを欲求しているからである」と。

　この言葉は、患者と医師の間の関係に置き換えると、さらに大きな意味を持ちます。「自分自身について苦痛を覚えている人」、それはまさしく患者です。その患者は、医師から適切な答えを得たい、十分な愛情を掛けてもらいたいという切実な欲求を持っています。それは「救護欲求」であり、「自尊欲求」でもあります。これらの欲求が十分に満たされない時、患者は不満を感じ、イライラします。

　このイライラした患者の顔つきを見て、医師はさらにイライラするわけです。このことを表情の「ミラー効果」と呼んでいます。相手のイライラした顔を見ることから怒りが伝わってくるという、パフォーマンス学でいうところの「対他効果」です。

　この効果は、医師の中にもともとイライラした感情があると、いっそう増幅されます。患者のイライラ、医師のイライラが、互いに火に油を注ぐ格好になって、診察室の中は一触即発の状態にまで達します。これでは診療がうまくいくはずがありません。

　私は医師向けにメディカルパフォーマンス・トレーニングを実施していますが、プログラムの中に、必ず「アンガー（怒り）コントロール」を取り入れています。アンガーコントロールとは、いたずらに怒りをぶちまけるのではなく、かといって怒りを無理やり押さえ付けるので

もなく、自分の怒りを自分でマネジメントするための方法論です。アンガーコントロールのエキスパートで、カウンセリング心理学の専門家であるアルバート・エリスは、「怒りの代償は恐ろしい。怒りは対人関係をだめにする」と述べています。

熱意を伝えるアイコンタクトとアームの動き

　医師が患者に説明する際、カルテやパソコンに向かったまま、患者の顔もろくに見ずに、病名や治療方針の結論だけを伝えると、患者はいかにも自分が大切にされていない、診察を義務的に終わらせられたという印象を持つものです。

　日本人の場合、アイコンタクトは1分間のうち32秒という私の実験データは先に述べました。少なくとも患者との対話の半分以上は、アイコンタクトを交わすのが基本です。ことに、患者の話を聞く時は、必ず相手の目を見て聞くこと。治療方針を確認する時と、さらに診察室から患者を送り出す時も、患者の目を見て「お大事に」の一声を掛けるようにしましょう。

　アイコンタクトと同様に、私が重要だと思っていることに、アームの動きがあります。アームを話の内容に合わせて程よく動かしながら、「これは、こういうことですよ。頑張りましょうね」などと話すと、医師の熱意がよりいっそう伝わります。診察室で、医師は椅子に座っているため、体全体を動かして患者との距離を縮めることができません。アームを動かすことは「補助動作」と呼ばれ、伝えたい言葉の意味をはっきりさせる効果がありますので、医師にとっては有効な手段です。

患者を安心させる医師のスマイル

　日常生活を円滑にする上で、スマイル（ほほ笑み）は多大な効果

があります。スマイルには、①相手の警戒心を解く②相手に親密感を与える③相手のやる気を喚起する——という3つの効果があります。診察の中にスマイルをどのように取り入れていくかは、とても大切です。

とはいえ、医師が患者に伝えたい内容は、楽しいこと、喜ばしいことばかりではありません。深刻な状況を説明しているのに、医師がニコニコしていたりするのは、とても不自然で、かえって患者の不信感を招きます。

ここで、メディカルパフォーマンス学の研究仲間である藤澤邦見医師らとの共同研究の結果をご紹介しましょう。この研究では、藤澤医師が自らモデルとなり、スマイル（なし、あり）とアームの動き（なし、中程度、大）を組み合わせて、以下の7種類の映像を撮影しました。

そして、その映像をボランティアの患者に見せて、どの映像に好感を持つかを調べました。

1	アームの動き：なし	スマイル：なし
2	アームの動き：中程度	スマイル：なし
3	アームの動き：大	スマイル：なし
4	アームの動き：なし	スマイル：あり
5	アームの動き：中程度	スマイル：あり
6	アームの動き：大	スマイル：あり
7	アームの動き：中程度	診察の終盤でスマイル

結果は表9の通りです。患者からの高感度が最も高かったのは「診察の終盤でスマイル、アームの動きは中程度」というものでした。どうやら、程よくアームを動かしつつ、説明の最後に「ニッコリ」すると

表9 医師の「スマイル」と「アームの動き」の組み合わせと好感度の関係

順位	アームの動き	スマイル			好感度の結果パーセンテージ
		スマイルの有無	シーン20秒中の長さ ( )は1分換算	全体におけるスマイルのパーセンテージ	
1位	中	診察終盤のみスマイルあり	3.2 (9.6)	16	41
2位	中	なし	0.6 (1.8)	3	39
3位	中	あり	19.8 (59.4)	99	18
4位	大	あり	18.4 (55.2)	92	2
5位	0	なし	1.0 (3.0)	5	0
	大	なし	0.4 (1.2)	2	0
	0	あり	19.0 (57.0)	95	0

(出典：佐藤綾子, 2009,「メディカルパフォーマンス2－診察室における医師の非言語的パフォーマンス ―スマイルとアームの動きを中心にして」『パフォーマンス教育』8号)

いうのが、患者に好まれる医師の説明の仕方と言えそうです。

オスラー医師の『黄金律』

　診察室で医師が患者に病名や治療方針を説明する…。こんな、診療の中でもごくありふれた説明の場面一つ取っても、医師は説明の内容はもちろんのこと、それをどう伝えるかといった自己表現の方法にも絶えず気を配ることを意識していなければなりません。自己表現をするという動機付けがしっかりとできていなければ、とても十分にやり遂げることはできないでしょう。

　医師のあるべき姿を知る上で、最後に、長らく臨床、および医学教育でトップを走り続け、後に英国でサー(Sir)の称号を得たウィリアム・オスラー(1849-1919)の言葉を紹介しましょう。1905年、当時勤務していた米国のジョンズ・ホプキンス大学を去るに当たって、同僚、後輩の医師たちに向けた特別講演で語った言葉です。

＊＊＊

　第一は、今日の仕事を精いっぱいやり、明日のことを思い患うな。

　第二は、力の及ぶ限り、同僚や自分がケアする患者に、黄金律を実行すること、すなわち、己れの欲するところを人に施せという新約聖書の言葉の実践であり、

　第三は、たとえ成功しても謙虚な心を持ち、慢心することなく友達の愛情を受けることができ、悲しみの日が訪れた時には人間に相応しい勇気を持って事に当たることができるような、そういう平静の心を培うことが大切である。

（William Osler, 1983.[日野原・仁木訳、1983]）

＊＊＊

オスラー博士のこの人間愛と謙遜の姿勢から、講演集は
『Aequanimitas』（邦題『平静の心』医学書院）というタイト
ルで、600ページを超える分厚い書籍として発行されました。
Aequanimitasは、ラテン語で「好意」「親切」という意味です。こ
の講演集には、日野原重明先生をはじめ、多くの医師が座右の銘に
している言葉がたくさん記されています。医師にはぜひ何度も読み
返していただきたい一冊です。

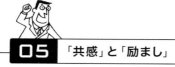

05 「共感」と「励まし」

話に耳を傾け、相手の立場に立つ

医師と患者は、それぞれがお互いに影響を与えながら、その人間関係をつくり、医療の過程とその結果を決定していく。

(D.L. Roter & J.A. Hall, 2006.)

　日本人には昔から「お互い様」「支え合い」の精神があります。医師と患者の間の関係も、その例外ではありません。

　医師と患者の関係は、一見、医師は「治療を施す者」、患者は「治療を受ける者」という一方通行の関係に思われがちです。しかし実は、自分の病気に正面から向き合い、ベストを尽くして治療をする医師に対して、患者は「先生がこれだけ一生懸命に治療をしてくださっているのだから、私も先生のために、指示をよく守って、早く治るように努力しよう」と考えているものなのです。こうした、お互いが相手を尊敬し、相手のためを思って行動するような関係を、「互恵性 (reciprocity)」と呼びます。

　医師と患者の間に互恵性の関係が成り立っていると、治療上も好循環につながります。「医師が治療をする」→「患者は医師の指示を守る」→「治療の効果が出る」という具合です。互恵性が成り立つためには、患者が「医師は自分の病気に正面から立ち向かい、ベスト

を尽くして治療をしてくれている」と信じていることが大前提となります。

 ## 患者との間にラポールを形成する

　カウンセリング学の用語に、ラポールという言葉があります。共感関係、協調関係、親和性のある関係、了解に基づく関係といった意味です。

　血糖値が高めで太り気味の中年女性患者に対して、医師が体重を減らすよう指導する場面を考えてみましょう。医師と患者の間にラポールが形成されていれば、医師が「○○さん、もうちょっと体重を減らしましょうよ」と言ったとしても、患者は「そうですよね、頑張ってダイエットに励みます」と、素直に受け取ります。ところが、ラポール（rapport）が形成されていない場合、医師がまったく同じ言葉を用いたとしても、患者は「この先生、いきなり失礼ね！ 要はデブって言いたいんでしょう」などと、ヘソを曲げてしまうかもしれません。

　患者との間にラポールを形成する第一歩は、医師の側からのアプローチです。その際、患者の「属性」に敬意を払うことが重要です。人の属性にはいろいろありますが、最も基本的、かつ重要なものは名前です。診察室で患者に呼び掛ける時も、単に「次の方、どうぞ」ではなく、「田中さん、どうぞお入りください」というように、名前で呼び掛けるというのも一つの方法です。

　診察室で患者と向かい合ったら、何かいいことを見つけて褒めるというのも、患者の心を和ませる効果があります。例えば「○○さん、このところ顔色が良くなってきましたね」とか、あるいは直接病気に関係することでなくても、「○○さん、今日のブラウスは元気が出そうな色ですね」といった一言でもよいのです。

　患者との対話の中で患者が自分に伝えたがっていることを察し

て、その事柄に話を向けてみるのもいい方法です。例えば、数カ月前に起こした脳梗塞のため足に麻痺が残り、リハビリを続けている患者に対して、漠然と「最近はいかがですか」と尋ねるのではなく、「日課にされている朝の散歩は続けていますか」と尋ねると、患者はうれしくなって「今日は杖を使わずに駅から歩いてきました」などと報告してくれるでしょう。

このように、ラポールの形成は、医師からの一言が大きく影響することが多いのです。一人ひとりの患者がうれしくなるような言葉を、タイミングよく掛けるように心掛けたいものです。

「大変でしたね」の一言を

患者は往々にして、自分の症状を実際よりも大げさに訴えることがあります。

インフルエンザの流行期に38度の熱が出て病院に駆け込んできた患者の場合、発熱のため体がいうことをきかないことに対する不安が先立ち、「肺炎を起こしているのではないか」「死んでしまうのではないか」などと考え、医師に「何とかしてほしい」と強く要求することがあります。一方、医師は、同じような症状の患者を1日に何人も診ているわけですから、この患者の症状は、一般的なインフルエンザの症状と変わらないことはすぐに判断できます。そのため、「大したことはありません」と簡単に言ってしまいがちです。

しかし、たとえ本当に「大したことはない」としても、それをストレートに言うだけでは患者の思いは治まりません。医師はどんな場合であっても、「そうですか。熱が出てつらいのですね」「それは大変でしたね」などと、患者の訴えをいったんは受け止めることが重要です。患者の訴えをそのまま繰り返すだけでも、患者は「この先生は、自分の話を聞いてくれている」と安心します。患者が長々と脈

絡なく話を続けるようなら、その話の要点を整理して、「これと、これと、これの3点がお困りなのですね」と答えると、患者は医師に受け入れてもらえたと感じ、満足するものです。

相手の話に耳を傾け、相手の立場に立って考えること。これは何も、医師と患者の関係に限りません。ただ、患者は具体的な病気を抱えており、不安が大きいわけですから、患者に対する医師には、こうした共感的態度がいっそう必要になります。

共感（empathy）は、単なる同情（sympathy）とは違います。自分が相手の立場に立ってみて、相手の痛みを、まるで自分の痛みのように感じることが共感です。

「胃癌と言われてショックです」という患者に、「確かにショックが大きかったでしょうね」と同じような言葉で応じるのが「同情」です。これだけでも何も言葉を掛けないよりはずっとよいのですが、さらに一歩進んで「今後の手術が不安なのですね」などと、患者自身が不安に感じることに思いを巡らせ、言葉を掛けるのが「共感」です。

医師が患者に対する共感を態度で示すには、患者の目を見て、背筋を患者の方に傾け、患者の話をよく聞くこと（傾聴）が重要です。こうした傾聴の結果として生まれてくるのが共感の感情であり、「大変でしたね」と一言励ましてあげたいという情動なのです。

相づちには打ち方がある

パフォーマンス学では、相手の話を聞いた時に「ふむふむ」と小さくうなずいたり、「そうですか」と言葉で相づちを返したりすることを、「言語調整動作（regulators）」と呼びます。言語調整動作は、相手の話を促したり、逆にストップさせたりする役割があります。

医師が患者の話を聞く場面でも、うなずきや相づちはとても重要です。医師がうなずいたりして反応を示さなければ、患者は「先生

は私の話を聞いていない」と思い、もう一度初めから同じ話を繰り返したりします。そんなに大げさな動作である必要はありませんが、こまめに「そうですね」「なるほど」と返すのがコツです。

患者が何を言っても「ふむふむ」と単調な相づちを繰り返すことは、オートマトン（自動操縦）と同じで、またしても患者から「ちっとも聞いていない」と思われてしまいますので、よくありません。また、患者の話がまだ終わらないうちに自分の相づちを重ねるのは「かぶせ発言」と呼ばれ、これもまたオートマトンの印象を与えてしまいます。

患者の話は時にとりとめがなく、イライラさせられることもありますが、そこはグッと我慢して、スムーズな相づちを返しましょう。

患者の話をスマートに遮る受け継ぎの原則

診察室で、患者の話を傾聴し、共感を示すと、時として患者の話が止まらなくなったり、脱線してしまったりすることが、往々にしてあります。その結果、当然ながら、診察時間は長引いていきます。米国では、外来の診察時間は患者1人当たり平均17分というデータが、前述のナリニ・アンバディらによって報告されています。

これを私が日本の医師の集まりなどで紹介すると、決まって「日本ではそんなに時間をかける余裕はない」と反論されます。確かに、診察室の外に何人もの患者を待たせているような外来診療の場面では、他の患者のことも考えて、医師は何とかして患者の話を収束させようと試みるはずです。

そこで問題となるのが、どうやって延々と続く患者の話を遮るかです。たとえそれが本当のことでも、いきなり「さっきから関係ないお話ばかりですね」「○○さん、話の筋がズレていますよ」などとはっきり言ってしまうと、患者は傷ついてしまいます。場合によっては、そ

れまで構築してきた医師に対する信頼感が崩れてしまうことにもなりかねません。

　パフォーマンス学の立場から、ここで「受け継ぎの原則」（study of interruption）をご紹介しましょう。受け継ぎの原則とは、小さな動作をまず発信して、順に大きな動作に移行していくという方法論のことです。長々と続く患者の話をスマートに遮るには、いきなり大きな動作で患者に働き掛けるのではなく、まずは小さな動作から始め、少しずつ働き掛けを大きくしていくのがコツです。

　最も小さな動作は、軽くまばたきをして「えっ?」という表情を浮かべることです。小さく「エヘン」と咳払いをしたり、椅子の向きをちょっと変えたりするのも良い方法です。患者が自分の話に夢中で、そうした医師からの働き掛けに気が付かない場合、次に「では」「さて」という言葉を発してみましょう。それでも話が止まらなければ、いよいよ「○○さん、お話をちょっとまとめてみましょう」などと、患者の言葉を遮るように、こちらから言葉を発することになります。

　いずれにせよ、いきなり話を遮るのではなく、小さな働き掛けから大きな働き掛けへと、少しずつグレードを上げていくことが、話を遮る正攻法です。

第 **2** 部

医師の悩みに パフォーマンス学が 答えます！

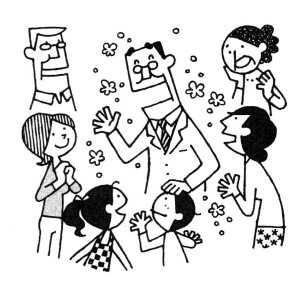

01 言葉を使わず表現する

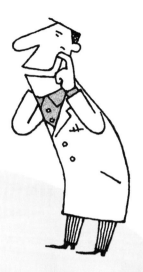

医師の表情は読まれている ……………… 68
患者を怖がらせないアイコンタクト ……… 72
スマイルも実力のうち ……………………… 76
「身体動作」で好感度アップ ……………… 80
医師の「元気」を動作で示す ……………… 84
医師の声が患者に与える影響は？ ………… 88
モノを上手に使いこなそう ………………… 92

01 言葉を使わず表現する①

医師の表情は読まれている

Q 「I先生、ちょっとお疲れのよう。心配事でもあるのかしら」と患者が話していたと看護師から聞き、ドキッとしました。院内の苦情処理や学会の仕事が重なり、ストレスを感じているのは確かですが、患者にはそんな態度は見せていないつもり。なぜ分かったのでしょうか？（50代、大学病院副院長I）

A 人間の顔の表情は、意思によるコントロールが可能です。心理学の専門用語ではこれを、「表情統制」または「表情管理」と呼びます。顔の表情筋はほとんどが随意筋なので、「元気に見せよう」とか「悲しげに見せよう」と意識すれば、自由自在に動かすことができるのです。

ですが、本人にそんな意識がなくても、表情筋が勝手に動いてしまうことがあります。

私は、国会での党首討論のスピーチ分析をすることが多いのですが、党首が何を考えているかが如実に分かるのは、実は自分が発言している時ではなく、聞き手に回っている時です。反対党の党首の発言中に、軽蔑、無視、自己防衛の感情が、表情に表れることがあるからです。

「この問題について、○○さんは絶対反対の立場でしょう」などと私が言い当てると、「なぜ分かったのですか」などと驚かれるのですが、実は自分でも気付かないうちに、表情に出ているのです。

第一印象は２秒で決まる

Ｉ医師の勤務する大学病院をはじめ、一般に大病院では、患者の待ち時間は概して長いものです。患者は長らく待たされた末に「○○さん」と名前を呼ばれると、これまでの我慢から解放され、診察を受ける態勢（readiness）を十分に整えた上で、診察室に入ってきます。

その時医師は、カルテを見ていたり、「こちらにどうぞ」と患者を招く動作に気を取られていたりして、患者の視線に気が付きません。しかし、患者は自分に対してどんな診療が行われるのか見極めようと、医師の顔に目を凝らしています。

そして、直感的なひらめき、言い換えると「適応的無意識（adaptive unconsciousness）」によって、診察室に足を踏み入れた瞬間に、医師の表情を読み取り、第一印象を形成します。私の実験では、これはわずか２秒でできることが分かっています。

例えば、医師がわずかに口角を上げ、大頬骨筋と小頬骨筋をほんの少し持ち上げて、柔らかなほほ笑みと優しいアイコンタクトを保っているとしましょう。その場合、患者は「先生は、私に深い関心を持ってくれている」と判断します。

逆に、気の短い医師が、「はい、それでこの検査の結果は…」などと、患者の話をさえぎって次の説明に移ることがあります。そんな時の医師は決まって、患者とのアイコンタクトを外します。

口では「心配するほどのことはありませんよ」などとほほ笑みながら話していたとしても、目の回りの筋肉はまったく動いていません。

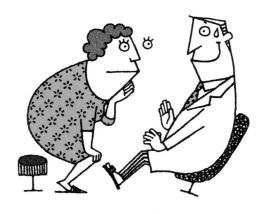

顔の上半分と下半分の動きに不一致があり、いかにも不自然です。それを見た患者は、医師のほほ笑みは見せかけのものにすぎず、「先生は今、私の病気にあまり関心を払ってくれていない」ということを瞬時に見破ります。

米国のある心理学者によれば、起きている事柄への感受性が鈍い人は、表情筋の変化も鈍いのだそうです。ですが、そうでなくても、心配事があったり、ストレスを感じたりしている時は、誰しも表情筋の動きが鈍くなるものです。I医師もきっと、自分では意識しないうちに、患者にいつもとは違う表情を見せていたのでしょう。

● 軽蔑を表す4つの特徴

患者は本来、診察を受けに来ているのに、医師の表情を観察するなどとは失礼だと感じるかもしれません。しかし、患者としては、自分の病気に対する不安と、医師に対する不安の両方があるので、真剣にならざるを得ないのです。

特に、医師が患者に対して軽蔑や嫌悪の感情を抱いていると、たとえその感情があからさまなものでなくても、患者はすぐに気付きます。

「イヤだ」という感情を抱いている場合、表情筋の動かし方には幾

つかの特徴があります。具体的に言うと、①上唇が引き上げられ、下唇は上唇のほうへ押し上げられるか、あるいは下げられてわずかに突き出る②鼻根（目と目の間）に縦皺や横皺が寄る③頬が持ち上げられる④下瞼の下に皺ができ、上眼瞼挙筋を使って瞼が押し上げられる。しかし驚いた時のようにピンとは張っていない――という4つです。

特に、素人にもはっきり分かるのは、鼻根に皺が寄る時です。鼻孔が膨らむこともあります。「この患者の話に付き合うのは面倒くさい」などと思って、ちょっと鼻孔を膨らませ、顎を突き出して、患者を上から見下ろしたりすると、完全に気付かれます。

医師には、ぜひ表情筋を動かして、患者に対する愛情や援助の気持ちを示してもらいたいものです。患者の不安を和らげ、「私はあなたに関心を持っていますよ」というメッセージを伝えるために、口元には柔らかなほほ笑みを浮かべ、ソフトなアイコンタクトで患者を迎えてあげてほしいのです。それが診察室でのコミュニケーションを成功させる第一歩です。

TODAY'S SUMMARY

1. 医師の感情は、自分が思う以上に
患者に伝わっています。

2. 患者は、医師のちょっとした表情から
感情を読み取ります。

3. 特に「軽蔑」や「嫌悪」については敏感です。

01 言葉を使わず表現する②

患者を怖がらせない アイコンタクト

Q 「先生は目が怖い」と、患者さんにもナースにもよく言われます。友人や家族からはそう言われたことは一度もないので、不思議で仕方ありません。診察中は、自分の目つきまでとても気にしていられないというのが正直なところですが、何か良い方法はありますか？　　　　　（40代、眼科勤務医F）

A 話をする時に相手の顔を見つめることを、アイコンタクトと言います。アイコンタクトは医師にとって、実に大切で、かつ難しいテーマです。

　医師は、患者に伝えなければならない情報が多ければ多いほど、真剣で、緊迫した気持ちになるものです。一方の患者は、病気を抱えて不安になっています。つまり、両者の立場や感情は、大きく異なっているわけです。その両者が見つめ合うのですから、注意が必要なのは当然です。

　F医師が普段通りにしていても、患者さんから「目が怖い」と言われるのには、次のような理由が考えられます。通常、医師は診察室で、次の患者を待つ間、カルテに目を通します。その直後に患者が入室すると、医師は着席した状態で、立っている患者の顔を、やや

下から見上げる形になります。

その際、医師の視線が強すぎると、まるで「にらみ上げる」ような表情になってしまうのです。ちなみに「にらむ」という言葉には、ただ着眼するだけでなく、相手を威圧するという意味があります。

医師に下からにらみ上げられると、患者は「怖い先生だ」と感じます。その途端に心が萎縮して、医師に伝えたいことすら十分に言えなくなってしまうのです。

アイコンタクトに関しては、私自身にも忘れられない経験があります。2001年に一身上の大きな出来事があり、極度に落ち込んだ状態で都内のメンタルクリニックを訪ねた時のこと。初診時に、医師から射すくめるような強い目でにらまれたのです。その後の医師の話が厳しい内容だったこともあり、私はいっそう落ち込んでしまいました。アイコンタクトが患者に与える影響は、実に大きいものなのです。

● アイコンタクトの3要素

ここで、私が行ったアイコンタクトに関する実験結果をお伝えしましょう。私が長年継続している、世界でも貴重なデータです。

アイコンタクトには、長さ、強さ、方向性という3つの要素がありますが、以下は長さに関する実験です（詳細は、拙書『自分をどう表現するか――パフォーマンス学入門』講談社、p.59を参照してください）。

まず、学生2人の単純な会話の場面を設定し、向かい合って話をしてもらいました。組み合わせの性別によらず、相手を見つめている時間が長かった男子学生上位5人と、女子学生上位5人を抽出した上で、EPPS心理テストという性格テストを行いました。

するとどうでしょう。見つめている時間が長かった男子は、顕示

欲求および変化欲求が強く、女子は顕示欲求および養護欲求が強いことが分かったのです。その一方で、相手を威圧したいという支配欲求の強さは、アイコンタクトの長さとは相関関係が見られませんでした。

では、支配欲求（患者の側からすれば威圧感）は何と関係するのでしょうか。それはアイコンタクトの強さです。

顔の表情筋の一つである上眼瞼挙筋は、放っておけば下がってきます。しかし、相手を射すくめてやろうという時は、上眼瞼挙筋に力が入り、カッと強く目を見開くのです。

それに加えて、相手の瞳の中心を見つめ続けるという方向性の問題があります。長さ、強さ、方向性の３拍子がそろうと、患者は本当におびえてしまいます。

多くの患者は、不安を抱えながら診察を受けに来ています。患者へのアイコンタクトは、強くもなく、かといって弱すぎもせず、あまり長くもなく、かといって短すぎもせず、方向も瞳の中心よりは少しずらして見つめてあげた方が、患者は安心感や親近感を抱くのです。

● 三角形の"安全地帯"を見る

方向性に関して、アイカメラを装着して得た私の実験データがあります。二者が対面する場面において、必ずしも瞳の中心を見つめていなくても、両目と鼻筋の２分の１あたりの点の３カ所を結んだ、扁平逆三角形の中に視線があれば、見られた側は「私を見つめてくれている、関心を持っている」と感じることが分かりました。

医師はこれを利用すればいいのです。患者の瞳の中心をギュッと見るのではなく、この三角形の安全地帯を、上眼瞼挙筋の力を少し抜いて、あまり長すぎず、しかし短すぎると思われない程度に見つめましょう。

一般の会話におけるアイコンタクトの長さは、1分当たり32秒程度、会話時間の半分強を占めるのが理想です。つまり、医師はカルテ記入の時間を除いて、会話中の半分強の時間を、ソフトな、愛情のこもった目で患者を見つめていればよいということになります。

　そうすれば、患者とのコミュニケーションが良くなり、会話もテンポ良く進むはずです。結果として診察時間も短縮され、医師のストレスも軽減されるでしょう。

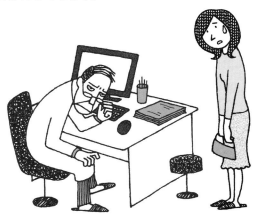

Today's Summary

1. 患者とのアイコンタクトには、特別な注意が必要です。

2. アイコンタクトは、長さ、強さ、方向性の3つの要素で決まります。

3. 両目と鼻筋の2分の1あたりの点を結ぶ逆三角形の内側を、程よい長さで見つめましょう。

01 言葉を使わず表現する③

スマイルも実力のうち

Q 50代の男性患者に心臓バイパス手術の説明をし、本人も納得したはずなのに、数日後に「隣の市の病院のT先生に手術してもらうことにした」と言われました。ナースに聞くと、患者は「K先生はいつもむっつりしていて怖い。T先生は笑顔で説明してくださるので安心」と言っていたそうです。手術は腕が肝心で、医師の愛想は関係ないと思うのですが…。

（30代、心臓外科勤務医K）

A 私の講演を聞いた後、大学病院の心臓外科に勤務するK医師が、ぶぜんとした表情で控え室に相談に訪れました。手術は一にも二にも腕なのに、笑顔がどうのと言われるのはとんでもないという、K医師の気持ちは分かります。

しかし、患者にとってはそうではありません。多くの患者にとって、医師の腕を客観的に評価するのは困難です。自分の中に不安な気持ちがあればあるほど、医師のちょっとした言葉遣いや表情に励まされたり、逆に、不安をかき立てられたりします。医師の自信あふれる表情を見て、患者が「この先生を信頼して任せよう」という最終的な決断をすることもあります。

医師の表情に反応する患者

　ここで、問題の笑顔（スマイル）について考えてみましょう。私の研究室で1989年から取り続けている延べ約2000人のデータから、笑顔には、①相手の警戒心を解く②親密感を伝える③相手のやる気を起こす——という3つの効果があることが分かっています。

　医療機関を受診する患者は、何らかの身体的トラブルを抱えています。健康な人に比べれば、不安が心の大部分を占めているといえます。そのため、「だめかもしれない」とか、「うまくいかないかもしれない」といったネガティブな言葉には敏感に反応します。同様に、医師の顔のちょっとした表情の変化にも、過剰なほど反応するものなのです。

　ところが医師の側は、診察中も様々な作業に追われ、肝心の患者の顔をじっくり見ることがなかなかできていません。患者にほほ笑み掛けることはできなくても、せめて作業の合間にアイコンタクトを取ることぐらいはできるのではないでしょうか。

　対話中のアイコンタクトは、1分間に32秒以上が理想です。診察中の医師の場合、そこまでは無理としても、重要なことを話した後に患者が納得したかどうか、不安が強い患者であれば、その不安が和らげられたかどうかを確認するためにも、アイコンタクトは欠かせません。さらに重要なのは、診察の終盤で、患者に説明したことの要点をまとめた上で、励ましの言葉を掛けることです。その時に、スマイルがものをいうのです。

自然なスマイルで印象アップ

　ある程度のトレーニングを受けた人であれば、スマイルを交えた会話を実践することは可能でしょう。しかし、医師が手術について

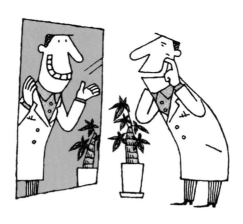

話をするような場合は、ニコニコしていると、むしろ「自分の病気が軽くあしらわれた」と、患者が勘違いしてしまうかもしれません。それでは逆効果です。

　スマイルの効果を探るために、私は都内の某大学病院のご協力をいただいて、手術前の説明場面をビデオで撮影しました。そのビデオを一般の人に見せて、医師が軽くスマイルするか、あるいはまったくスマイルしないのかのどちらが好ましいと思うかについてアンケートを行ったところ、自然な軽いスマイルの方が3倍も高い支持率を得ました。

　重い病状のことや、大きな手術について話す場合は特に、医師は診察をしながらも、患者の顔を見て、軽くスマイルを向けるようにすべきです。そうすると、患者は安心し、医師の説明に納得します。

　実際、医師がぶっきらぼうで威圧的だったという理由で、いったんは納得したかのように見えた患者が後から不安になって病院に電話し、同じ内容を、もう一度繰り返して説明しなければならないというケースが結構あるようです。

　私の友人の医師の中にも、看護師から「先生がもう少しニッコリして説明してくれるだけでも、自分たちの仕事が減るのに…」と言われた人がいます。また、「あんな怖い顔でにらみつけられたのでは、

とても病気が治る気がしない」と、主治医の顔つきに不満をもらした友人もいます。

 ## 医師の心も軽やかに

不安や苦痛を抱えている患者の心にこれ以上の痛みを与えないよう、医師も鏡に向かってスマイルの訓練をする必要がありそうです。表情筋は、普段から動かしておかないとこわばってしまうので、毎朝、勤務に就く前に鏡を見るのを習慣にしたいものです。それだけで、患者との対話がうまくいき、診察も手際よく進んで、同じ時間内により多くのことができるようになります。

さらに興味深いことに、スマイルは、自分自身にも効果があるのです。仏頂面で診察をするより、多少なりとも軽やかな気分で診療ができること請け合いです。周りのスタッフにも好影響を与えます。

表情筋を動かしてほほ笑むことにより、自分の心が軽くなることを、「顔面フィードバック効果」あるいは「対自効果」と呼んでいます。ぜひ一度、試してみてください。

TODAY'S SUMMARY

1. 医師の顔の表情の変化に、患者は過敏なほど反応します。

2. 普段から表情筋を動かすよう心掛けましょう。

3. ほほ笑むことにより、医師自身の心も軽やかになります。

01 言葉を使わず表現する④

「身体動作」で好感度アップ

Q 都心部で自由診療のレディースクリニックを開業しています。実は最近、患者が減少気味です。同業のK医師は、患者が自主的に"ファンクラブ"を作るほど人気があり、スタッフもみんな明るいとか。診療内容はそれほど違わないはずなのに、なぜこんなに差がついてしまうのでしょうか？

（50代、婦人科開業医M）

A 質問を寄せてくれたM医師は、私が主宰する「医師のためのパフォーマンス学セミナー」の参加者です。患者さんの価値観が多様化する中で、K医師は、自分の"ファンクラブ"まで持っているというのですから、M医師にとっては、うらやましいを通り越して、さっぱり理解できないのでしょう。

しかし、パフォーマンス学の視点から分析すると、答えは明らかです。

私はまず、M医師の診察風景を、患者さんの顔は写さない条件で撮影させてもらいました。そのビデオをチェックしたところ、M医師の言葉遣いは丁寧で、てきぱきと手際がいいという印象です。

例えば、患者さんがホルモン補充療法を長年続けることへの不

安を口にした時、M医師は「同じ漢方薬やホルモン薬を、10年続けて飲んだとしても、日本人の女性がアメリカ人の女性と同程度に癌になるとは限りません」と、理路整然と説明しました。しかし、患者さんの表情からは、納得した様子がうかがえません。

「言語明瞭、ハートなし」はNG

　ビデオをよく見ると、その理由が分かります。M医師は、終始まったく同じ姿勢で座ったまま、淡々と話しているだけです。内容は正しくても、これでは、患者さんの受ける印象は「言語明瞭、ハートなし」です。

　そもそも、自由診療の医療機関を訪れる患者さんは、自分を尊重してほしいという「自尊欲求」が高い人が多いのです。医師は誠意を持って患者に説明すべきである、という信念を持っています。それが満たされれば、たとえ保険診療に比べて自己負担が高額であっても、喜んで支払うタイプの人なのです。

　M医師が"ライバル"として挙げたK医師のことは、私もよく知っています。K医師は、患者さんの話を聞く時は、しっかりと身を乗り出して聞いてくれます。質問に答える時も、両手で「これくらいの場合は…」と大きさを示しながら話す、あるいは片手を振り出して「そうですよ。そこです、大切なのは!」と強調するといった具合で、言葉に動作が伴っています。そして、診察室から患者さんが退室する時は、自分も椅子から立ち上がり、見送ってくれるのです。

　こうした「出迎え」「説得」「見送り」の診察の各段階での、K医師の誠意が伝わるような身体動作には、患者さんを引き付ける魅力があります。患者さんはその姿を見て安心し、ニコニコして診察室を出ていきます。

　K医師のように、患者さんを味方に付けた医師であれば、診療を

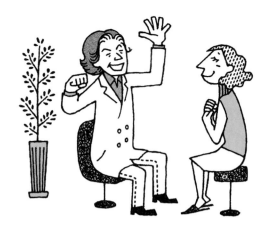

円滑に行うことができ、結果として経済的にも報われるでしょう。一方、そうでない医師は、ただ忙しく働き、神経をすり減らすばかりということになりそうです。医師間の格差は、こうして広がっていくのです。

● イメージと動作の関係

さて、ここで興味深いデータをお示ししましょう。私が日米合同研究で得た、パフォーマンス心理学のデータです。日本と米国、各500人ずつの大学生を対象に、学生が授業を受けた教師に対して抱く「好感的なイメージ」と、その教師の「身体動作」との関係を調べたものです。

ここで、教師に対して抱く好感的なイメージとは、①好き②面白い③親しみが持てる④快い⑤誠実⑥思慮深い⑦親切⑧尊敬できる⑨公正な⑩温かい――の10項目です。そして、教師の身体動作は、①立ち姿勢が良い②きびきびとした動作である③必要に応じて生徒に身を乗り出して話をする④タッチの動作（生徒の肩をたたく、握手をするなど）を行っている――の4項目としました。

教師に対する好感的なイメージ10項目の得点の平均値と、その教師の身体動作4項目に対する得点の平均値をとって検討したとこ

ろ、両者の間には相関関係があるという結果でした。医師を対象とした調査はまだ行っていませんが、患者さんは、自分の健康について何らかの不安を抱えて受診しているわけですから、医師の身体動作に対する感受性は、さらに高まっているはずです。相関関係は、さらに強いと推測されます。

身を乗り出し、腕を動かしながら説明するか、それとも椅子に座ったまま、淡々と内容だけを説明するか。医師がどちらのパターンをとるかによって、患者さんの好感度は大きく変わるのです。

小泉元首相の動作に納得

これまでに私が分析した政治家の中では、小泉純一郎元首相が、演説の際などに腕が非常によく動きました。パワフルな身体動作を見て、国民は納得感を強めたのです。

政治家でも医師でも、結局は人間同士のコミュニケーションがものをいいます。医師も、体は自分を表現する媒体だという意識で、身体を積極的に動かすべきでしょう。

TODAY'S SUMMARY

1. 患者さんは医師の言葉ばかりでなく、
   外見にも反応します。

2. 言葉に加えて、身体動作も、
   医師の診察能力のうちなのです。

3. 短い診察時間の中でも
   誠意が伝わる動作を心掛けましょう。

01 言葉を使わず表現する⑤

医師の「元気」を
動作で示す

Q 近頃は、明るくて元気のある医師が、患者に人気がある
そうです。しかし、ドリンク剤のCMでもあるまいし、患
者に対していかにも元気よく振る舞うことには、少々抵抗があ
ります。何か良い方法はあるでしょうか？

（60代、内科開業医S）

A 2004年の民主党大会で、バラク・オバマ氏が基調演説を
行った時、私はそのパワフルな腕の動かし方にびっくりしま
した。それ以来、ただならぬ人物と注目していたのですが、09年1
月20日、ついに彼は第44代米国大統領に就任しました。

オバマ氏の演説には、パフォーマンス学の観点から幾つかの特
徴があります。話している間に顔の表情筋、ことに口輪筋を大きく
動かすことや、腕を上げ、聴衆に向かって全身を傾けて、体中でパ
ワーを発信することなどです。

これらは、自分の話を相手に納得させるための「エトス」を獲得す
る動作です。エトスはギリシャ語の「ethos」に由来し、その人の特
性を意味します。言い換えれば、動作によって「この人なら信頼で
きる」と思わせるのです。

信頼を勝ち得るダイナミズム

　最近では、患者も医師に対して詳しい説明を求めたり、ほかの医師からセカンドオピニオンを得たりすることが珍しくなくなってきました。医師は、自分の説明を通じて、患者の信頼を勝ち得る必要があります。

　そこで参考になるのが、米国の社会心理学者であるフィリップ・ジンバルドらが提唱した「エトス」の5つの要素です。具体的には、①力動性（dynamism）②社交性（sociability）③権威ある態度（authoritative manner）④信頼性（reliability）⑤個人的魅力（personal attractiveness）――の5つです。

　S医師の質問に出てきた「元気」は、まさにこの5つの要素のうちの①力動性を指しています。他の4つの要素については、ほとんどの医師は既に備えているでしょう。

　診察室での医師は多くの場合、椅子に座り、患者と向き合っています。ではその際に、医師が動作を通じて力動性を発信するには、どうすればよいのでしょうか。

　まずは背筋を伸ばし、椅子にきちんと座ること。これは良いポスチャー（姿勢）の基本です。その上で動かせる部分は何か、それがアーム（腕）です。

　医師のアームの動きが患者の好感度に与える影響を調べるため、私はS大学病院の医師の協力を得て、診察室における7通りの医師の動作をビデオ撮影しました（本書p.56-57を参照してください）。

①スマイル：なし／アームの動き：なし
②スマイル：なし／アームの動き：中程度
③スマイル：なし／アームの動き：大
④スマイル：あり／アームの動き：なし

⑤スマイル：あり／アームの動き：中程度

⑥スマイル：あり／アームの動き：大

⑦診察の終盤でスマイル／アームの動き：中程度

　ここで、アームの動きについては、まったく動かないのを「なし」、肩よりも上に上がるものを「大」とし、その中間の、肩よりも下だけれどアームはきちんと動くものを「中程度」としました。説明に合わせて両手を広げたり、相手に向かって腕を差し出したりするような動作が「中程度」に相当します。

　次に、この7種類のビデオをボランティアの患者に見てもらい、どれが好きかを尋ねました。その結果、患者から最も好感を持たれたのは⑦の「診察の終盤だけほほ笑み、アームの動きは中程度」で、第2位は②の「スマイルはまったくなく、アームの動きは中程度」、第3位は⑤の「スマイルは診察の最初から最後まで十分にあり、アームの動きは中程度」でした。

　つまり、患者の医師に対する好感を支配しているのは、どうやらスマイルよりも「アームが程よく動いているかどうか」であるらしいことが分かったのです。

● アームの動きが示す元気

　好感度第1位となったビデオは、アームの動きは終始中程度で、診察終盤に「できれば今日は安静にした方がいいですね」と患者に呼びかけて送り出す、その時にスマイルが浮かんでいるというものでした。

　診察を受ける患者は、心身に何かしら困ったことがあり、その解決のために医師の前に座っています。当然ながら、「医師の説明や指示が信頼できるものであってほしい、医師の指示を守ることで病気が治ってほしい」と強く願っているでしょう。

加えて、患者は、目の前の医師が、自分の病気を治してくれるパワーを備えているかが気になるはずです。医師自身に元気がなく、弱々しかったり、不安そうに見えたりすれば、信頼は生まれません。だからこそ患者は、「診察の終盤だけほほ笑み、アームの動きは中程度」のビデオに最も好感を持ったと考えられます。

　狭い診察室で、医師が椅子から立ち上がって歩き回ったり、体中を動かしたりすれば、患者から奇異な目で見られます。しかし、アームを動かすことなら自然だし、比較的簡単にできそうです。

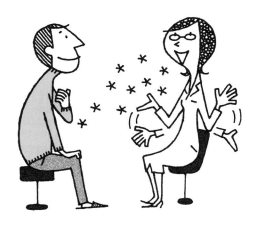

Today's Summary

1. 患者は、医師の動作にも元気を求めています。

2. 医師が程よくアーム（腕）を動かすと、患者の好感度がアップします。

3. 診察の終盤には、アームに動作を付けながら励ましの言葉を。

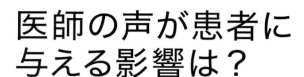

01 言葉を使わず表現する⑥

医師の声が患者に与える影響は？

Q 当院の看護師から、「先生の声を聞くと安心する」と話す患者が多いと聞いて、うれしいと同時に、意外に感じました。医師が患者の信頼を得るかどうかは、あくまで"診療の腕"で決まると考えていたからです。医師の声や話し方も、患者に影響を与えるのですか？（40代、美容・形成外科開業医Ｍ）

A この質問に対しては、確信を持って、「影響を与えます！」とお答えします。

患者が医師に対して安心感、信頼感、好感を抱くかどうかは、医師の知識、スキル、態度など様々な要素を総合的に判断した上で決まります。声も、侮れない要素の一つです。

ちなみにＭ医師の声は、息が鼻に少し抜けるような、鼻音がかった響きを持つソフトな声です。声量は大きすぎもせず、小さすぎもせず、話すテンポも落ち着いています。

● 威圧感のある声は反感招く

カナダ・トロント大学のウェンディ・レビンソン教授は、医師の自己表現について、長年研究を重ねてきた人です。レビンソンは、医

師と患者の会話を数百件録画しました。研究仲間で社会心理学者のナリニ・アンバディはそのデータを用いて、医師の声の響きがもたらす影響について調べました。

　アンバディはまず、医師の会話を録音した音声から高周波の音を取り除き、言葉の意味を分からなくしました。次に、イントネーション、声の抑揚、リズムだけが残った音声を被験者に聞かせて、「この音声からどのような感じを受けるか」という印象を頼りに、音声を2つに分類しました。

　その結果、驚くべきことが分かりました。音声に敵意や威圧感が感じられると判断された医師は、温かさや気遣いが感じられると判断された医師に比べて、患者から訴えられた経験のある人が多かったのです。

　ここで実験に協力した被験者たちには、個々の医師の技量や会話の内容は一切分かりません。耳に入ってきたのは、いわゆる音の"調べ"、私が専門とするパフォーマンス学の分野では、「周辺言語（パラランゲージ）」と呼ばれるものです。パラランゲージには、声の抑揚、リズム、高低、ボリューム、間（ま）、速度などが含まれます。

　患者から訴えられるか、言い換えれば不信感を抱かれるかどうかは、診療内容とは一見関係のなさそうな医師の声の響きとも深い関連があることが分かったのです。

　このことは、私がもう30年近くデータを積み重ねている「好意の総計（total liking）」という実験結果とも一致します。社会人55人がスピーチをしている場面をビデオに撮り、画像を削除した後の音声だけを100人の社会人に聞かせて、好意を持つかどうかを調べました。その結果、「高すぎる声→神経質」「息もれ→元気がない」「だみ声→性格が悪い、生活に節度がない」「小さな声→自信がない」といった印象を、聞き手に与えることが分かりました。

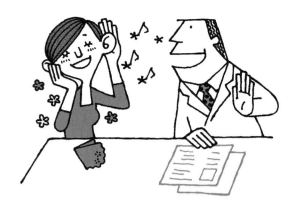

　患者に信頼されることが第一条件である医師の場合、程よい声の高さ、息もれのないたっぷりした声の響き、クリアな発声、聞き取りやすい音量などが必要だといえるでしょう。

　ところが、私の経験では、医師がカルテに記入しながら患者に向かって話す場合、声がくぐもりがちです。真正面に向き合っていないため、患者が医師の唇の形を読み取れないこともあり、患者は医師の声を聞き取りにくいと感じることが多いようです。

● 温かい声は誠実さの表れ

　実は私自身、以前に都内で有名なT病院で鼠径ヘルニアの手術を受けた時に、声の重要性を再認識する経験をしました。その時の執刀医は副院長のK医師、主治医は別のS医師でした。

　ところがS医師、看護師、K医師の連絡ミスのため、手術当日、私は手術着1枚、点滴の針を腕に刺したままの状態で、ストレッチャーに乗せられたまま、30分も廊下に放置されるという恐ろしい目に遭ったのです。その間、若い看護師や医師たちは、大きな声で何か別の話をしている様子。中には「ウッソー、キャー」「やだぁ」などという声までして実に騒々しく、耳障りでした。

　病院に到着した家族が私の姿に驚いて抗議したため、私はスト

レッチャーに乗った状態でもう一度病室に戻り、数十分後に改めて手術室に運ばれるという羽目になったのでした。おまけに、術後の痛み止めの注射薬の量が合わず、意識を失いかけてしまいました。

手術を前にして不安な患者を廊下に放置し、院内を連れ回すといった一連のミスの後、私の頭には一瞬、「訴訟」という単語が浮かびました。

ところが、K医師と私は以前から大変親しく、ゴルフなどの付き合いもあります。そこで退院後、K医師に、手術室に入室する前のいきさつを電話で話してみることにしました。

私の話を聞いたK医師は、「そんなことがあったのですか！ 私も佐藤さんがなかなか手術室に来ないから、どうしたのかと心配していました。本当にすみませんでした」と驚き、低い、しっかりとした声で謝ってくれました。その声からは、K医師の誠実さがストレートに伝わってきました。加えて、K医師から直ちに謝罪の手紙が届きました。私が「訴訟」という言葉をすぐに引っ込めたのは、言うまでもありません。

TODAY'S SUMMARY

1. 医師の声は、患者との信頼関係を築く上で重要な要素です。

2. 医師の威圧的な声は、患者をおびえさせ、反感を生む原因となります。

3. 医師のソフトで温かい声は、患者に安心感、好感を与えます。

01 言葉を使わず表現する⑦

モノを上手に
使いこなそう

Q 節電の影響もあって、政治家ですらカジュアルな服装が珍しくないというのに、勤務先の病院では、白衣の下は白のワイシャツにネクタイがルールです。医師にとって重要なのは専門家としての実力のはずで、服装はもっと自由でもよいのではないでしょうか？　　　　　　　（30代、皮膚科勤務医U）

A 大学病院の皮膚科に勤務するU医師から、こんな質問をいただきました。気持ちは分からないではないですが、残念ながら、そう簡単に同意することはできません。

● "普段着"と"お出掛け"

町の診療所の場合、患者の受診行動は日常生活の延長線上にあります。患者は普段着のまま、つまり作業着やエプロン姿で診療所を訪れます。

出迎える側の医師がスリッパ履きで、ノーネクタイであったとしても、ルックス上、患者とのバランスは取れています。患者の側も、家庭の事情を多少は話してしまっている、かかりつけの医師の服装が多少乱れていても、特に気に留めません。

92

しかし、大学病院となると話は別です。患者は早朝から慣れない場所に出向き、長い待ち時間に耐え、ようやく自分の診察の番が回ってきます。会計まで含めると、一日仕事ということもあります。つまり、日常生活の延長ではありません。

患者の感覚としては、大学病院への通院はまさに"お出掛け"なのです。それにふさわしいスーツやワンピースを着て、外出用の靴を履いて出掛ける人もいるほどです。

大学病院をはじめ、大病院に勤務する医師は、そういう患者に相対するわけですから、患者の期待に沿うように、①誠意②熱意③信ぴょう性――の3点をしっかりと押さえた上で、診察を行う必要があります。

● オブジェクティクスの視点

その時に忘れてはならないのは、モノ（オブジェクト）の使い方による自己表現、つまり"モノ学"（オブジェクティクス）の視点です。

医師にとって、ワイシャツにネクタイ、黒の革靴というのは、斬新さは乏しいかもしれませんが、患者に違和感を抱かせない、理想的なスタイルです。

パフォーマンス学では、スピーチをする際に髪を不必要に触ったり、貧乏ゆすりをしたりすることを「ノイズ」と呼びます。ノイズとは、スピーチの目的を妨げる不要な動作の総称です。不適切な服装や無駄な動きも、やはりノイズです。

医師にとって、最もノイズにならない服装は、ずばり、オーソドックスなスーツやワイシャツであるといえるでしょう。オーソドックスとは、オーソリティーと同じ語源を持ち、「権威」を表す言葉です。

伝統的な、きちんとした服装をし、清潔で磨かれた靴を履き、髪や眼鏡も整っていること。それが、患者が医師を信頼し、医師の説

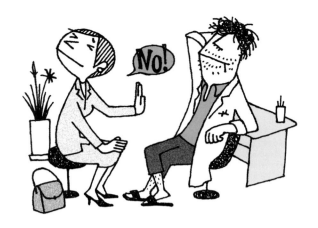

明に集中できる外見なのです。

　ところで、ある雑誌に掲載された病院ランキングで、聖路加国際病院（東京都中央区）がベストワンに挙げられていました。同病院の理事長だった故日野原重明先生は、「医師にとって最も大切なのは、コミュニケーション能力だ」と断言しています。この中には言葉だけでなく、服装や靴などのオブジェクティクスも含まれているのは当然です。

　実際、同病院の医師（男性の場合）は、いつもネクタイ姿で患者を迎えることで知られています。

● 服装で患者への敬意を示す

　大学病院や大病院では、診療時間が限られ、患者は医師との間で、なかなか十分なコミュニケーションを取ることができません。だからこそ、患者は短時間のうちに、医師が信頼できるかどうか判断しようとします。

　患者は体の不調を抱えて精神的にも不安な状態にありますから、潜在的に、自分が過小評価されているのではないかという不安を持っています。その時に医師が、いい加減な身なりでスリッパを履いていたり、髪の毛がボサボサであったり、爪が伸びて汚かったり

すると、患者は「私に対するリスペクトの気持ちが乏しいのではないか?」と判断してしまいます。

私の実験データでも、対面相手に対する判断には、グリンプスバイト（glimpse bite）と呼ばれる作用が働くことが分かっています。グリンプスバイトとは、「一瞬の視覚でかみつく」、つまり、相手が何者であるかを瞬時に値踏みすることです。

手抜きをした格好は、言葉で何かを説明する前に、まずその服装で、相手を軽視するメッセージを発してしまいます。高級宝石店では、店員が白い布製の手袋をはめて品物を扱いますが、これは品物への配慮はもちろんのこと、その姿を見た顧客が「自分は丁寧に応対されている」と感じるという効果もあります。

それゆえ、医師は患者に対して、「あなたは価値のある人間です」というメッセージを、言葉だけでなく、外見からも伝える必要があるのです。

言葉と同様、服装や身だしなみから来る安心感も、患者にとっては何よりの薬となることも、忘れてほしくありません。

Today's Summary

1. 医師の服装は、患者への敬意の表れです。

2. 足元にご用心。靴はいつもきれいに磨いておきましょう。

3. 眼鏡などのセンスの良い小物にも、信頼感を高める効果が。

02 患者のキモチを読み取る

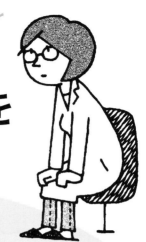

患者の潜在意識を読み取る ……………………… 98

表情、動作、声で分かる患者のキモチ ……102

一瞬の表情で患者の心情を読み取る ………106

「社会的スマイル」の患者にご注意 …………110

患者の「嘘」をどこで見抜くか ………………114

高齢者を診察する時に心掛けること ………118

ドクターショッピングを繰り返す患者 ………122

02 患者のキモチを読み取る①

患者の潜在意識を読み取る

Q 最近、"かかり下手"の患者が増えて手を焼いています。「しばらくお酒はだめですよ」と話すと、分かったような返事をするのでそのまま帰したら、その日のうちに「晩酌くらいはいいですか」と電話がかかってくるという具合。こんな患者に対して、医師はどのように接すればよいのでしょうか?

（50代、整形外科勤務医H）

A 大学病院に勤務するH医師からこんな相談を受けました。ごもっともな悩みです。

　そこで、当事者の了解を得て、H医師と、ある一人の患者、Sさんとの診察中のやりとりを一度ビデオに撮り、細かく分析しました。すると確かに、医師の話と患者の話がまったくかみ合っていない場面が幾つかあり、それぞれが自分の言いたいことを一方的に話していたことが分かりました。

　Sさんは、腰痛に対して現在使っている痛み止めが効くと思っているので、H医師にしきりにその薬の話をします。ところがH医師は、医学的にみてそろそろ手術をする時期と判断し、「さて、手術の日程を決めましょう」と水を向けるのです。

こんなに説明したのに…

H医師が手術の方法や具体的な入院日数などの話をした後で、S さんはどう返事をしたでしょうか。なんと、「あのぉ、先生、さっきの薬ですが…」と、右手で薬を取り出し、飲むまねをしたのです。

患者の話の中には、潜在的な欲求が隠れています。Sさんは、実は手術を受けたくないのです。体にメスを入れるのは、とても怖いことなのです。今の薬で何とかなるものならば、手術を先延ばしにしたいのが本心です。ちなみにSさんの古風な服装や話し方からは、変化を嫌う"秩序型"のタイプであることがうかがえます。

一方、H医師は、薬の話は早く切り上げて、手術日程を決めてあげるのが、患者のためになると信じています。これは医師としてのプロの判断であり、職業的な欲求です。

このように両者の欲求がかみ合わないまま応対を続けると、どうなるのでしょうか。議論は空回りし、Sさんは病院を変えてしまうでしょう。「すぐに手術なんて言葉を口にして、私の気持ちをちっとも分かってくれない!」と捨てぜりふを吐いて…。一方、H医師は「今日は物分かりの悪い患者が来てね…」と、医局でナースにこぼすかもしれません。

誰にも「自己表現欲求」がある

では、どうすれば、こういう事態を避けることができるのでしょうか。ポイントは、患者であるSさんの欲求を読み取るコツを、医師がきっちりと押さえておくことです。

診察室のSさんの心を占めているのは、次の2つの欲求でしょう。1つは「自己表現欲求」(need to express one's self)。自分の話をきちんと聞いてほしいという欲求です。H医師が、Sさんの話の途

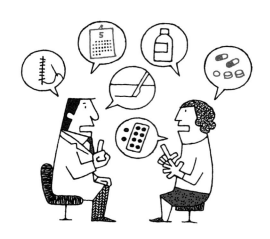

中で手術のことなど持ち出さずに、薬の有効性や副作用についての話で対応すれば、Ｓさんの気は済んだはずなのです。

　実際、別の患者で、好きなだけ話をさせた場合の時間を測ってみたところ、たった３分でした。３分間は、朗読原稿で言えば約800字です。800字ほどの文章を一気に話すことができさえすれば、患者は満足し、次のステップに進むことができるのです。

　「薬についてもっと話したい」という欲求を、Ｓさんは、前に乗り出した姿勢や、薬を取り出そうとする動作などによって表しています。こうした姿から、Ｈ医師は、「Ｓさんは薬に相当思い入れがあるのだな」と気付くべきでした。薬について一通り話をしてから手術の話に移っても、決して遅くはなかったはずです。

● 患者の自尊心を傷つけない

　Ｓさんの話をＨ医師がさえぎった時、ムッとした表情が浮かびました。これが２つ目の「自尊欲求」、つまり、自分を価値ある人間だと思ってほしいという欲求です。

　米国の病院で手術を受けた友人たちは、「医師が自分を対等に扱ってくれるのが本当にうれしい」と言います。医師は病室に入るなり、患者に「はじめまして、Mr.○○。私があなたを担当する△△で

す。お目にかかれてうれしいです。今日はどのようなご相談ですか?」と話しかけ、会話が始まります。米国と日本では、医師が患者に対する尊敬の気持ちを表す態度が天と地ほど違うというのが、私の親しい友人たちの間では定説です。

患者の自尊欲求は、患者の行動に必ず表れます。例えば、患者の意向を無視して医師が別の話をすると、スッと顔を背ける、あるいは、患者が「とても痛い」と言っているのに医師が「その程度ね」といった顔をすると、視線を自分の膝の上に組んだ手に落としたり、医師のカルテの方に視線を泳がせたりするといった具合です。気の強い患者の場合は、ピクッと鼻の穴を膨らませて、医師をじろりとにらむこともあります。

患者の「自己表現欲求」と「自尊欲求」、この2つをきちんと満たしてあげれば、次の会話にスムーズにつながります。

H医師には、患者の話の勢い、表情、手の動作、こちらに対する姿勢などを細かくチェックし、患者の2つの欲求を共に満たしてあげる方が、かえって能率が上がるとアドバイスしました。

TODAY'S SUMMARY

1. 患者さんの心の中の欲求は、
   顔の表情や姿勢から読み取れます。

2. まずは患者さんの欲求を読み取ると、
   その後の会話が円滑に進みます。

3. 患者さんの「自己表現欲求」「自尊欲求」を
   満たすような会話を。

| 02 | 患者のキモチを読み取る② |

表情、動作、声で分かる患者のキモチ

Q 変形性股関節症のため受診した50歳の女性に、「完治には手術が必要ですが、リハビリだけでもある程度は良くなりますよ。跳んだりはねたりしなければ、日常生活はできますから」と話したら、突然、患者の顔に怒りといら立ちの表情が浮かび、「先生は私を何だと思っているのですか?」と言われてしまいました。正しい説明をしたつもりなので、患者が何に不満なのか分かりません。　　　　（40代、整形外科開業医U）

....

A U医師の話を聞いて、私は思わず笑ってしまいました。私自身、患者のAさんにまったく同感だったからです。

　Aさんが問題にしているのは、変形性股関節症の治療だけではありません。Aさんには、生活の質（QOL）を以前と同じように維持したいという強い欲求があります。自分のライフスタイルを維持したいという「自律欲求」、あるいは「秩序欲求」は、すべての人間にとって根源的な欲求なのです。

怒りで表情筋の動きが止まる

　U医師に欠けていたのは、患者の日常生活に対する思いやりと洞

察力、それを土台にした「リスペクトの心」でしょう。

　もしもＡさんが、自宅でできる仕事や、会社で一般的な事務をしているのであれば、歩くことができ、駅で階段の上り下りができる程度でも、十分「普通の生活」と言えるかもしれません。でもＡさんは、長年クラシックバレエの教室を主宰し、「50歳であんなに踊れるのか」と、生徒たちの憧れを集めている人なのです。

　Ｕ医師も、こうしたＡさんの職業については知っていたはずです。それなのに、「跳んだりはねたりしなければ」とは、まったく答えになっていません。Ａさんに「何と無神経な！　それでもあなたは医者なの？」といういら立ちが募ったのも当然です。ただ、Ｕ医師がＡさんの顔の表情をよく見ながら話をしていれば、ここまでこじれなかったはずです。

　私たちの心に怒りがこみ上げた途端、表情筋はその動きをストップします。平均で1分当たり32秒も動いている幾つもの表情筋が一斉に動きを止め、無表情になり、顔がこわばった感じになります。目は相手の目を一瞬まっすぐ見つめた後、すぐにそらして、自分の指先や手元の書類に落としたりします。

　その時の視線は刺すように鋭く、その後、下を向いたら二度と相手と視線を合わせようとはしないでしょう。声は怒りに震えるか、逆に張りをなくして、言葉の最後が消え入るような、か細い声になることもあります。

● パラランゲージが持つ意味

　このような、話し言葉に関係する「声のボリューム」「スピード」「息もれ」「イントネーション」などを、すべてまとめて「周辺言語（パラランゲージ）」と呼びます。話し言葉の周辺にある音声要素という意味です。

103

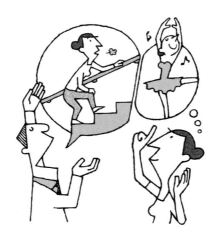

　ポンポンと高く弾んだ声や、しっかりとした調子で「分かりました、やってみます」と断定的に話す声など、患者が答える声の調子から、医師の説明に納得したかどうかを判断できるのです。

　U医師が「手術が必要ですが、リハビリだけでもある程度は…」と言った時の「ある程度」という言葉を、Aさんは聞き逃さなかったでしょう。「ある程度」と言われた途端、AさんはハッとU医師の顔に鋭い視線を送ったはずです。

　さらに、「跳んだりはねたりしなければ」と言ったところで、Aさんの目には怒りが浮かんだことでしょう。U医師は、そういったAさんの変化を見逃してはいけなかったのです。

　U医師はさらに、「世間並みなら、それで十分ですから」と付け加えたというのですから、Aさんにしてみれば、「私が望んでいるのは、"世間並み"なんかじゃないわ!」と言いたくもなるでしょう。

● 医師は患者の心も扱う仕事

　生活のバックグラウンドは、患者によって違います。それに伴い、患者が期待するQOLも、非常に高いものから、低いものまで、患者によって様々です。

　患者が求めるQOLに合わせた話し方をして初めて、医師は患者

からの信頼を得ることができます。「歩ければいいだろう」というレベルなら、Aさんはわざわざ腕がいいと評判のU医師のところには来なかったでしょう。

　医師は、患者の身体的な異常を扱うだけではなく、同時に心という非常にデリケートな部分も扱っています。医師が身体的な治療に成功しても、患者の期待がより高く、医師と患者との間で欲求レベルが異なる場合、患者が医師に対する不満や不信感を募らせるということは、よく経験します。

　つまり、たとえ同じような言葉遣いをしていても、ある患者には満足を与え、別の患者からは訴えられるということがあり得るのです。そのため医師には、話をしながら相手の欲求レベルや満足レベルを読み取ることが求めらます。

　U医師には、患者の日常生活やライフスタイルを理解し、それに合わせた話し方を心掛けること、そして、すべてを話し終わった後ではなく、説明の途中であっても、患者の「表情」「動作」「声の調子」をよく観察して、慎重に言葉を選んで話すようアドバイスしました。

TODAY'S SUMMARY

1. 患者さんのライフスタイルを
   尊重する気持ちを忘れずに。

2. 患者さんの表情や話し方に表れる
   不信や不安を見逃してはいけません。

3. 患者さんが期待するQOLには
   様々なレベルがあります。

105

02 患者のキモチを読み取る③

一瞬の表情で患者の心情を読み取る

Q 大学時代の同僚から、「理解力があり温和な女性弁護士です」と紹介された患者は、実際に会ってみると非常に神経質で、同じ質問を何度も繰り返されてしまいました。事前に得た情報と、診察室で「何だかやりにくい人だな」と感じた自分の第一印象とでは、どちらを重視すればよいのでしょうか？

（40代、産婦人科勤務医F）

A 私たちは人と初めて会った時に、「女性だから優しいはずだ」「ファッションが派手だから陽気で明るい人だろう」「警察官だから厳格に違いない」「同僚からの紹介だから信頼できる」などと、相手の性格や心情をその人の属性で判断しがちです。

社会心理学ではこのことを「カテゴリー依存処理」と呼びます。過去の体験から、自分がよく知っているカテゴリーのいずれかにその人を当てはめ、このカテゴリーだから○○に違いないと判断するのです。

ところが、「カテゴリー依存処理」は、往々にして人をステレオタイプで捉えることにつながります。時に偏見が混じることもあり、意外にあてになりません。「紹介患者、女性、弁護士、理解力あり」という

事前の情報自体に偽りはなかったとしても、実は自分が抱いた第一印象の方が正しいということは、結構あるものです。

ここで、相手を読み違えないために必要なのが、「カテゴリー依存処理」の次のプロセスである「個別化」です。個別化とは、個別の相手の特徴をしっかり把握した上で判断するという作業です。ところが、せっかく「個別化」するつもりで見ていても、先の「カテゴリー依存処理」の影響が残っているために、思わぬ間違いが生じやすいのです。

紹介患者との会話にてこずり、「事前に得ていた情報より、自分の第一印象が正しかったかもしれない」と感じたF医師に対しては、「先生の印象が正しいです」と申し上げました。

性格は2秒で読み取れる

相手を正確に把握するには、カテゴリー処理よりもむしろ、初対面の一瞬の顔の表情を読み取ることを重視する方が有効であることが知られています。

この一瞬の判断力については、長い間、心理学者のティモシー・ウィルソンらによって、「適応的無意識」として研究されてきました。

例えば、運転中に何か危険なこと（動物が急に道路を横断するなど）が起これば、ほぼ全員が、とっさにブレーキペダルを踏むでしょう。決してアクセルとは間違えません。その瞬間の私たちの判断と動作は、「適応的無意識」によるものです。

私は、大学生7人の自己紹介ビデオを、社会人および大学生計100人に見せて、7人の性格を判断してもらうという実験をしました。その結果、相手の性格を理解するには、顔から受ける第一印象が実に大切であり、しかもそれは、顔を見る側が本気で集中すれば、わずか2秒で読み取れることが分かりました（本書p.36-39を参照ください）。

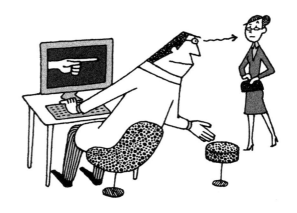

　さらに興味深いことに、最初の2秒の印象は、5秒観察しても10秒観察しても変わらなかったのです。

●「読顔力」を磨こう

　日常的に大勢の初対面の患者と会い、短い時間で患者との関係を構築し、医学的な判断を下さなければならない医師にとって、「適応的無意識」は重要な意味を持っています。

　女性だから温和であるとか、弁護士だから理解力があるといった「カテゴリー依存処理」はひとまず脇に置きましょう。そして、仮に事前の情報があったとしても、まずは患者の顔を見て、患者の人となりを判断するよう努めるのです。医師の方々には、この「読顔力」を磨くことをお勧めします。

　現実には、診察室で、「〇〇さん、どうぞ」と次の患者を呼び、患者が入ってきたその瞬間、医師はその患者のカルテを見ていて、視線を机の上に落としていることが多いのです（電子カルテの場合は正面のモニターを見ています）。それでもほんの一瞬、たった2秒でも、患者の顔をしっかり見るように心掛けてください。「適応的無意識」の力が発揮されるようになれば、相手を正確に見抜くことができるようになるはずです。

患者に会った瞬間に、集中力をフル稼働させて、相手を正しく判断できれば、診察の効率はグンと上がります。例えば「あなたは○○だから△△しなさい」などと、強い調子で説明する方が安心するタイプか、かんで含めるように丁寧に説明する方がよいタイプかを、一瞬の表情から読み取るのです。たった2秒集中することで、その後の10分間の診察時間が効率よく使えるようになるなら、極めて有意義な2秒になるはずです。

「会った瞬間に患者の表情を読み取る」ことは、最初は難しく感じるかもしれませんが、何度も繰り返していると、それほど苦労しなくても自然にできるようになります。現に私は、よくテレビ番組などに呼ばれ、政治家や経営者の発言の嘘や真意を見抜くことがあるのですが、特に苦労はしていません。

まずは、自分が診察する患者の顔を、意識してしっかりと見つめることから始めましょう。そして、患者の性格やその日の心情を瞬時に読み取り、それによって説明の仕方や言葉遣いなどを変えてみましょう。

TODAY'S SUMMARY

1. 初対面の人を、その人の属する
   カテゴリーで判断するのは誤解の元です。

2. 集中すれば、患者の性格や感情は
   瞬時に読み取れます。

3. 診察を開始する前に、まず患者の顔を
   しっかりと見るように心掛けましょう。

02 患者のキモチを読み取る④

「社会的スマイル」の
患者にご注意

Q 初診の患者が診察室に入ってきました。診察まで2時間半も待たせたにもかかわらず、ニコニコしています。こちらが「ずいぶんお待たせしてしまって…」と言っても、「いえいえ」と笑顔で答え、なんだか不自然です。こんな時、患者の笑顔を真に受けてもよいのでしょうか？　　（50代、眼科勤務医S）

A 患者は誰でも、なるべく早く診察を終えて家に帰りたいのが本心でしょう。それに、S医師は別の患者から、「先生がお忙しいのは分かりますが、もう少し待ち時間が減るように、何とかしてもらえませんか?」と、ヤンワリと、しかし不満げな顔で文句を言われたばかりでした。

　診察室に入ってきた当の患者は、口の両サイドをきれいに斜め上方に引き上げ、いわゆる「スマイルマーク」のような表情で、しっかりとほほ笑んでいました。

　これは明らかに、「表情統制（表情管理）」です。この患者は、内心では強い不満などの感情を持っているにもかかわらず、それを隠そうとして、一生懸命に笑顔を作っているのです。

　「不自然だ」というS医師の直感は正しかったのです。

110

スマイルには２種類ある

　笑顔には、「快のスマイル」と「社会的スマイル（社交的スマイル）」の２種類があります。

　「快のスマイル」は、赤ちゃんがミルクをたっぷりもらったり、自分に良いことがあったりした時に出る喜びの笑いです。診察を受ける患者の場合、「ああ、この先生に診てもらって良かった」というようなポジティブな気持ちの時は、顔の表情筋が自然にほころんできます。患者がこんなスマイルを浮かべていれば、医師は安心して、診察を予定通りに進めることができます。

　しかし、この患者が見せた笑顔は「快のスマイル」ではありません。強いコントロールが働いた「社会的スマイル」です。

　患者の「社会的スマイル」には、「良い患者を演じたい」という強い欲求が関係しています。これは、パフォーマンス学では「自己呈示の動機付け」と呼ばれるものです。学歴や社会的地位が高いほど、この動機付けの欲求は大きくなります。

　患者には、医師は医療のプロ、対する自分は素人だという思いがあります。そのため、ここは一つ、医師の言うことを聞いて、肯定的なイメージを表現するに越したことはないと考えるのです。

　そこで出てくるのが「社会的スマイル」です。その目的は、
① 相手に良い印象を与えて、自分の立場を確保したい
② 現在のネガティブな感情（怒っているなど）を隠したい
③ 今後の攻撃欲求（クレームを付ける、病院を変更するなど）を悟られたくない──です。

長すぎるスマイルには注意

では、「社会的スマイル」は、「快のスマイル」とどのように違うので

しょうか。この２種類のスマイルを見分ける４つのチェックポイントがあります。具体的には以下の通りです。

①口元は笑っているのに、目元が笑っていない

②まず口元の筋肉が動き、少し遅れてから目の周りの筋肉が動き始める

③意図的に笑顔を作っているので、表情筋全体に力が入り、頬の小頬骨筋や大頬骨筋が必要以上に持ち上がっているので、わざとらしく感じる

④笑顔を浮かべている時間があまりにも長い

　４番目のスマイルの長さについて、私は以前に実験を行ったことがあります。平均的な日本人の会話をビデオカメラで撮影し、会話中のスマイルの時間を測定したところ、１分当たり３４秒でした。普通に話していても、これくらいはお互いにほほ笑んでいるのです。

　ところが、診察室という、緊張を強いられる場所であるにもかかわらず、１分当たり３４秒どころか、ほとんどニコニコしっぱなしの患者の場合、そのように見せたいという強い意思が働いた結果としての「社会的スマイル」である可能性が高いのです。

　もしも自然な笑顔なら、全体の表情筋の動きがソフトで、口元が笑うと同時に目尻にしわ（いわゆる「カラスの足跡」）が寄り、目元も笑っているという感じになるはずです。

　今回の場合、患者の笑顔は「社会的スマイル」ですので、Ｓ医師は注意が必要です。何か言いたいことを隠しているのではないか、強い感情コントロールを働かせて腹立ちを抑えているのではないか、「先生にお会いする時は笑顔でなければならない」という固定観念があって、わざとニコニコしているのではないか…と疑うべきなのです。そして、このような患者に対しては、より丁寧、かつきちんとした診察や説明を心掛けましょう。

患者が笑顔を見せていたので安心していたら、病院長宛に苦情が届いたり、ことによってはインターネットのブログに「○○病院は、待ち時間が異常に長い病院だ」などと書き込まれてしまったりするかもしれません。直接苦情を言ってくる患者より、こんな「スマイル仮面」を付けた患者の方が、病院にとっては対応が難しいものです。

　患者が笑顔なら不満はないに違いないと、安易に思い込まない方がよいでしょう。

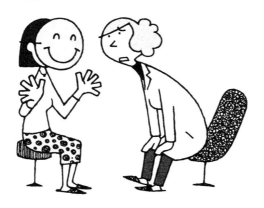

Today's Summary

1. 笑顔には、「快のスマイル」と「社会的スマイル」の２種類があります。

2. 笑顔を浮かべている時間があまりにも長い場合、「社会的スマイル」かもしれません。

3. 患者の「社会的スマイル」に気付いたら、いっそう丁寧な診察や説明を心掛けましょう。

02 患者のキモチを読み取る⑤

患者の「嘘」を
どこで見抜くか

Q 喘息の患者に対して、たばこをやめるよう努力している
かと聞いたところ、「はい、本数は減っています」と答え
はするものの、どうも"本気"が感じられません。はっきり言う
と、嘘をついているようなのです。患者の嘘を見抜くうまい方法
があれば教えてください。　　　　　　　（30代、内科勤務医F）

....

A この患者は、長らく喘息を患っており、喫煙が症状を悪くす
るということについては、よく分かっているとのことです。

ところが、F医師が「たばこはやめましょうね」と言っても、「はい、
本数は徐々に減らしています」と、いつも曖昧な返事。「ニコチン補
充療法という方法もありますよ」と水を向けても、「知っています。で
も今は…」と消極的な様子です。そこで、「最終的には禁煙しないと
だめですよ」とやや強い調子で言うと、今度は一瞬の間を置いて、
「はい、頑張ります」と答えたそうです。

ところがF医師は、「頑張ります」という言葉とは裏腹に、この患
者は本気で禁煙に取り組む気がないと感じました。しかし、それを
嘘と決め付ける自信もなく、診察時間も限られているので、そのま
ま診察を続けました。この患者の診察後はいつも、もやもやした気

114

持ちが残るそうです。

多くの患者は、「医師は医学のプロフェッショナルであり、一方、自分は病気を抱えた素人である」という認識を持っています。そのため、診察室では医師に対する遠慮が働き、言われたことには基本的に「はい」と答え、よほどのことでないと「いいえ」とは言いません。

しかし、嘘の"申告"を基に治療を進めても、効果は得られないでしょう。いち早く患者の嘘を見抜き、適切なアドバイスをする方が、医師にとっても有益なはずです。

嘘は言葉、体、顔に出る

では、診察室における患者の嘘を見抜くには、どうすればよいのでしょうか。私は、言葉の嘘、体の嘘、顔の嘘——の3つに着目しています。

「言葉の嘘」が最もバレやすいのは、同じ話を繰り返した時に生じる「繰り返し間違い」や「論理矛盾」でしょう。しかし、もっと分かりやすいのが、パフォーマンス学で「周辺言語（パラランゲージ）」と呼ばれるものです。パラランゲージは、ポーズ、声のボリューム、声の高低、話のスピード、息漏れなど、言葉にまつわるすべての音声要素を含みます。

患者が嘘をつく時は、言葉が出るまでの間（ポーズ）が長くなります。今回も、患者が「頑張ります」と言う時、言葉がサッと出ずに、ちょっとした間がありました。

他にも、声が上ずったり、自信がないため小さい声で話したり、逆に自信がないことを隠すためにわざと大きな声で話したりすることもあります。「早くこの話を切り上げたい」という欲求があるため、話のスピードが突然速くなることもあります。しゃべるのが速すぎる、声が高すぎる、上ずっているなどは、嘘を見抜く大きな手掛かりに

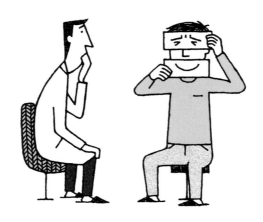

なります。

　次は「体の嘘」です。犯罪捜査で用いられるポリグラフ検査では、汗が出る、脈拍が増えるといったデータを使っています。診察室ではこんな検査はできませんが、例えば患者が膝の上に置いた手の指先を頻繁に組み替えたりしていれば、「何か嘘が混じっているな」と気付くことができます。

　貧乏ゆすりも同じ。足先をバタバタと小さく揺する動作は、心の中に何かすっきりしない点が残っていることを表しています。自分の髪や鼻、あごの先を手で何度も触ったり、手に持ったハンカチを握り直したりする動作も同じです。これらは「適応動作（アダプターズ）」と呼ばれています。

● 顔を上下に2分割して観察

　最後の「顔の嘘」。これは、私が特に専門とする分野です。

　まず、初対面の患者なら、顔の表情を上下に2分割してよく観察しましょう。鼻の真ん中と頬の大きな筋肉（大頬骨筋）の真ん中あたりから上までを上半分とします。下半分は、口の周りの口輪筋を中心としたあたりです。この方法は、診察室でも簡単に実行できるでしょう。

顔を上下に分けて見ると、上半分が全く無表情、あるいは不安感を表しているのに、下半分だけが決意や納得したという喜びを表しているということがよくあります。口の周囲だけニッコリ笑って「頑張ります」と言っているけれど、目は引きつっているというのがこの例です。

　まばたきの回数もポイントです。私が見知らぬ者同士の会話における1分間のまばたきの回数を測定したところ、平均37.6回でした。これを基準に、回数がいつもより多ければ嘘をついている可能性が高くなります。

　舌で上唇をなめる動作も同じです。外界に対して何か不都合なことがあると、上唇をなめたり、上下の唇をキュッとかみ締めたりするものです。「やらないけど、取りあえず『頑張ります』と言っておこう」というサインかもしれません。

　患者の言葉、体、顔から発せられるメッセージを素早く察知することにより、診察が効率よく進み、「嘘だ」と感じたその瞬間から、患者への対応法を変えていくことができるでしょう。

TODAY'S SUMMARY

1. 「言葉の嘘」「体の嘘」「顔の嘘」を
いち早く見抜きましょう。

2. 顔の上下が異なった表情の時は、
嘘をついている可能性があります。

3. まばたきや上唇をなめる動作も、
嘘を示すサインです。

02 患者のキモチを読み取る⑥

高齢者を診察する時に心掛けること

Q 　78歳の男性患者、Yさんは独り暮らしで、人付き合いがほとんどなく、当院にかかる時だけ人と会話をする状態です。先日、頭痛で来院し、鎮痛薬を処方したのですが、1週間後の再診時、「痛みは取れません。でも先生と話している時だけなぜだか痛みが和らいで、幸せな気分になって笑えるんです」と話していました。こういった高齢の患者さんへの対処法についてアドバイスをお願いします。　　　　　　（40代、内科医Ａ）

・・

A 　心療内科が専門の女性医師、K先生にこの話をしてみました。医師としての長い臨床経験の中で、彼女が気付いたことがあるとのこと。それは、高齢の患者さんの場合、ゆっくりと愁訴や愚痴、不満話を聞いてあげると、多くの患者さんがこのYさんのように痛みが和らぎ、帰りにはニコニコ顔になるということです。

　ここには高齢の患者さんが抱える"痛み"の持つもう一つの側面が、見え隠れします。それは「頭痛」の本当の痛みは「心の痛み」かもしれないということです。

　高齢者は自分の子どもや孫からあてにされたり、地域の人々から頼りにされたりすることで、生きがいや喜びを感じるものです。「祖

母効果（grandmothering）」という言葉もあります。これは人間の女性が閉経後、繁殖能力を失って生物的な意味はなくなっているにもかかわらず長生きする理由として語られている仮説です。おばあちゃんが健在だと、孫の養育をはじめとして、長年の人生で培ったノウハウを持って、血縁者の繁殖・維持をサポートできるので、その一族は淘汰されにくくなる、というものです。逆に、そういった役割を果たすおばあちゃんやおじいちゃんは、頼りにされ大事にされるので、長生きしやすいという見方もあるようです。

「心の痛み」の可能性

さて、このYさんのように一人暮らしで日頃付き合う人も少ないと、誰かに何かを教えてあげる機会もありません。生きがいや喜びも、家族がいる人に比べ少ないかもしれません。そう考えると、Yさん自身は「頭痛がある」と言って通院しているのですが、本当は「心の痛み」でもある可能性も考えられるわけです。

死が間近に迫った方が、自分が生きる意味や価値を見失ったり、死後の不安や罪悪感などで苦しむ痛みをスピリチュアル・ペインと言いますが、たとえ癌末期の人でなくても生きる意味を喪失することで、スピリチュアル・ペインに似た痛みを感じることがあります。

スピリチュアル・ペインとは、カナダの精神科医のハロルド・マースキーの研究によれば、単に身体組織の損傷によるものではなく、それに関連したり、関連がなくても「複雑で不快な感情・体験」を指す、とされています。

また、京都ノートルダム女子大学大学院教授の村田久行氏は日常世界において人間の存在には時間性、関係性、自律性の三つの次元があると捉え、スピリチュアル・ペインを、
①関係性の喪失による痛み

②時間性の喪失による痛み

③自律性の喪失による痛み——の３つに大別する考え方を提唱しています。

①は若い頃のように広く多様な人間関係の中で生きていないため、人と人とのつながりが希薄になってしまったことで感じる痛みです。②は、死期が迫った末期がん患者が特に感じる痛みです。Ｙさんのように78歳であっても、「あと何年生きられるのだろうか」という不安が若い頃より募ることにより痛みを感じます。③は、簡単に言えば、今まで自分一人でできていたことができなくなるいという痛みです。何をするにも人の手を借りたり、誰かに合わせなければならない。それが痛みを生じさせるのです。

Ｙさんの場合はこの三つの次元のうち、③については、まだ一人で医療機関にも通えるので問題ないのですが、①と②で心が重苦しく、心の痛みにつながっている可能性があります。

高齢患者は今後ますます増えます。医師は、高齢者の痛みには、ひょっとしたら器質的な病気が原因の痛み以外に、このような心の痛みやスピリチュアル・ペインが関係しているかもしれないと認識しておく必要があるでしょう。

診察の最後に励ましの言葉を

Ｋ先生の場合は、「患者さんの話を聞くのも診察のうち」と腹をくくって、ゆっくり患者さんの話を聞くのだそうです。そうすることで、患者さんは自分が一人ぼっちではないと感じることができます。

一方、患者さん自身は「この先生は、本気で私の話を聞いてくれている」と感じた時に、自分が「関係性」の中にいるという安心感を持つことができます。そしてうれしくなって、Ｙさんのように「先生と話している時だけなぜだか痛みが和らぐ」と話し、そう言う自分自

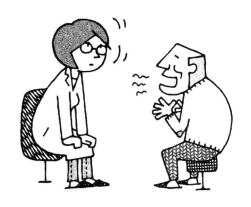

身の声や笑顔の快感で、さらに元気がわくことになります。

　では、こういった効果を少しでも長続きさせるにはどうしたらよいのでしょうか？　その答えは、「Yさんが当院に来ていない時でも、私はいつでもYさんのことを気に掛け応援しています。だから、頑張ってください」といった励ましの言葉を帰り際に掛けることです。

　医院のスタッフが患者さんの誕生日などを覚えていて、お祝いの言葉を掛けてあげることも効果的です。それが無理なら、笑顔をうかべながら、「あら、この前よりお元気そうですね」とか「今日のお召し物は素敵ですね」といったちょっとした一言でもいいでしょう。

Today's Summary

1. 高齢者の痛みには心の痛みか
　　スピリチュアル・ペインが関係していることも。

2. 笑顔で、患者さんの目をしっかりと見つめて
　　聞くことが"治療"につながることも。

3. 診療の終わりには
　　「いつでも気に掛けていますよ」の一言を。

02 患者のキモチを読み取る⑦

ドクターショッピングを繰り返す患者

Q　3年前から全身に湿疹が出現し、体幹、四肢に、発赤と掻破による出血が認められる男性患者さんがいます。痒みがひどく不眠もあります。彼は大学病院や有名クリニックなどの受診を繰り返していました。私の病院には最近通い始めました。初診時、診察室に入ってくるなり、「痒くて眠れない。薬が効かず全然治らない。もうどこの医者も信用できない」ととても高圧的でした。診断は自家感作性皮膚炎。治りにくい病気ですが、いつも高圧的な態度で、対応に困っています。

（40代、皮膚科勤務医S）

A　この患者さんの話をしてくださったS先生は、40歳台の勤務医です。私たちが互いに情報交換をしているメディカルパフォーマンス研究会で、この話が出るやいなや、「似たような患者さんが以前いました」と、仲間のM先生（40代後半）も話し始めました。「治らないのは誰かのせい。医師が悪い。看護師が悪い。薬が悪い——と、いつも他人に責任を転嫁する人がいます。この患者さんもそういった性格なのかもしれません」とM先生。

外罰欲求だけが大きいタイプ

人間は誰でも、「他の人が悪いのだ」と周囲を責める「外罰欲求」と、「自分が悪い。自分の不注意だ」と自分ばかりを責める「内罰欲求」の両方を持っています。

一般的に大人は、やっかいな問題に対しては是々非々で臨み、ある時は他人が悪く、ある時は自分が悪いと分析判断し、相手が悪ければ謝罪を要求したり、逆に自分が悪ければ謝ったりしながら生きています。

医師と患者の場合、医師側の専門知識が圧倒的に多いため、患者さんが「あなたの治療法は間違っているのではないか?」と医師にかみつくということは、通常ほとんどありません(もっとも、かみつく患者さんは最近徐々に増えているようですが)。

そのため、不満を抱いている患者さんがそのことを言い出せないと、「自己表現欲求」(need to express one's self)の不充足になります。すると、不満をますます募らせて、あちこち転院して歩く「ドクターショッピング」につながったりします。

この患者さんの場合、3年前に発病して以来、幾つもの病院やクリニックを受診してきたとのことですから、おそらく、自分の側にも何らかの非があるとは思っていないはずです。外罰欲求だけが常に大きいタイプなのです。相手をけなしてその価値を下げることで、自分の価値を相対的に上げたような気分になる。

外罰欲求が強すぎる人は、自分に非があることには気付かず、ドクターショッピングを繰り返しがちです。こういった患者さんへの対応で重要なことは、医師がよく患者さんの話を聞いてあげて、相手の欲求を満たしてあげることです。多くの欲求は一般的に、充足することで消滅、外罰欲求も鎮まるからです。

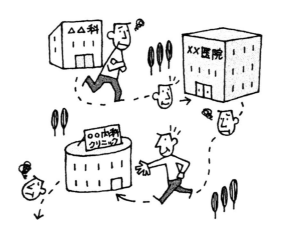

塗り方の指導も受けていなかった

　S先生は私たちのアドバイス通り、まず患者さんの話をよく聞くことにしました。そこで再びの診察に訪れた患者さんに、日常の生活パターンや、薬をいつどのようにして塗っているかなどを聞いてみました。そして改めて、塗り薬の塗り方や頻度、皮膚のケアの仕方を丁寧に説明しました。すると患者さんは、「そんな細かい薬の塗り方は、今までどの先生も教えてくれなかった」と驚いたそうです。

　さらに、「痒くて眠れない」のは、日常の生活習慣にも少なからぬ原因がありました。コーヒーが好きで、就寝前にもコーヒーを飲みながらテレビを観ていたようです。睡眠が浅くなる分、痒さ感じつつ眠っているので、ついついかいてしまい、それが新たな痒みにつながっていたようでした。夕方以降のコーヒー（カフェイン摂取）は控えた方がいいこと、就寝直前までテレビを観ているのは、意識が覚醒してしまって好ましくないことも指導したそうです。

　S先生が親身になって指導したことで、今まで自分が薬を正しいやり方で塗っておらず、皮膚のケアも不十分だったことを理解した患者さんは、「まずは薬をきちんと塗ってみます」という言葉を残して診察室を後にしました。

"聞く耳"を持つようになれば

 1週間後、診察室に入ってくるなり、「先生、少し良くなったようです」と患者さん。その時点で、初診時にあった引っかき傷は半減していました。看護師と打ち合わせた通り、「ずいぶんときれいになって驚きました。良かったですね。相当努力されたのですね」とみんなで声を掛け、患者さんを褒めました。この調子で週に1度通院を続けると、3カ月ほどで湿疹は軽快しました。

 実際に、薬の塗り方や生活態度・習慣について、患者さんの側に非があったとしても、外罰欲求タイプの人は、そのことにほとんど気が付きません。しかし、医療者側がとことん患者さんの話を聞いてあげると、相手の欲求が満たされ、いわゆる"聞く耳"を持つようになります。「ひょっとして、自分にも悪いところがあるのかもしれない」と、患者さん自らが気付けばしめたものです。加えて「頑張りましたね」と、声を出して褒めることも大切です。それによって、自分が認められたと感じ、治療への気持ちも前向きになるからです。

TODAY'S SUMMARY

1. 人には「内罰欲求」と「外罰欲求」が
   あります。

2. 「外罰欲求」が強すぎる人は
   ドクターショッピングを繰り返しがちです。

3. 「外罰欲求」が強すぎる患者は、特に話をよ
   く聞いてあげること。自分にも非があるこ
   とに気が付けば、治療効果も上がります。

03 納得される説明のコツ

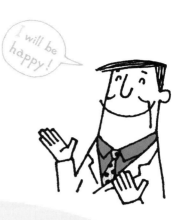

患者指導の2つのアプローチ ……………… 128
患者を自分の大ファンにする方法 ………… 132
医師のアカウンタビリティー ……………… 136
患者の予期不安を解消する ………………… 140
患者への指示は「アイ・メッセージ」で …… 144
怒れる患者の信頼を回復する ……………… 148
他科の診療内容について相談されたら …… 152
なぜか抗ウイルス薬を飲まなかった患者 …… 156

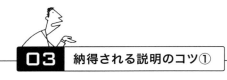

03 納得される説明のコツ①

患者指導の
2つのアプローチ

Q 「毎朝わずかの時間でいいから運動してください」と指導しても、「低血圧で朝が弱い」「運動は苦手」などと理由を付けてやろうとしない太り気味の糖尿病患者に、ほとほと手を焼いています。患者が指導に従ってくれるうまい方法はないでしょうか？　　　　　　　　　　（40代、内科開業医K）

A 私たちが誰かに何かを提案し、相手に行動を促す場合、対照的な2つの方法があることをご存じでしょうか。

その1つは、どんな提案の場合でも最もよく使われる方法で、「フット・イン・ザ・ドア（段階的要請法）」と呼ばれるものです。

訪問販売が盛んに行われていたひと昔前には、文字通りの「フット・イン・ザ・ドア」が行われていました。セールスマンはまず、玄関のドアのチャイムを鳴らし、その家の主婦がほんのわずかでもドアを開けたら、自分のつま先をドアに挟み「奥さん、ちょっとだけ話を聞いてくれませんか」と持ち掛けます。そして、話をしながら次第にじりじりと体をねじ込み、ついには全身を玄関の中に入れてしまいます。そして「奥さん、うちの○○を買ってください！」と売り込むのです。

「フット・イン・ザ・ドア」は、強引な物売りというイメージがありますが、れっきとした交渉法です。人は小さな提案なら聞き入れやすく、そのため用心しないで聞く傾向があるということを利用しているのです。まずドアの隙間から話を聞いてもらい、次にもう少し開けさせて商品を見せ、最後にその商品を買わせるというように、段階的に大きな要請に応じてもらうのです。

「朝が弱い」と言う太り気味の糖尿病患者に対して、K医師はまず、「週に2回でいいから、いつもより10分だけ早起きして、ラジオ体操を始めてみませんか。結果は1カ月後に報告してください」と持ち掛けます。すると患者は「10分ぐらいなら何とかなるかもしれない。それも週2回なら」と、行動を起こすことを承諾してくれるでしょう。それが成功の第一歩です。

この方法は、用心深く気の小さい患者に向いています。「今すぐに『できます』と言っても、大きなことはできないかもしれない。続かなければ意味もないし…」などと、できない理由をあれこれ考えているようなタイプの患者に適した方法です。

荒療治が向く場合も

もう1つは、先ほどとは正反対の、いきなりパンチを食らわせるような方法。こちらは「ドア・イン・ザ・フェース（譲歩的要請法）」と呼ばれています。顔の中心にドアをぶち込むというのですから、まさに荒療治です。

「ドア・イン・ザ・フェース」を端的に言うと、まず大きな要請を行い、とりあえず相手に「自分の考えで断った」というスタンスを取らせます。その後で、譲歩の姿勢を見せながら小さな要請を行っていくと、相手は「大きなことで断ってしまったので、これ以上断ったら相手に悪いかもしれない」と感じ、「自分も何か譲歩しなければ人

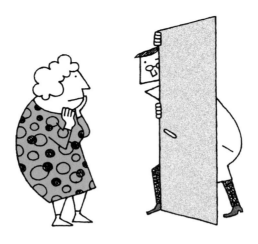

間関係が悪くなってしまうかもしれない」と、小さな要請には応じる態度を見せるのです。

　先の患者の例で言えば、K医師はまず「あなたは毎朝最低30分はジョギングをしなければなりません」と断言します。そうすると患者は「ええっ、そんな。毎朝30分もジョギングするなんて、とても無理です」と言うでしょう。

　次にK医師は「そうですか、無理なら仕方がない」と譲歩し、「では、週2回のジョギングではどうですか」と持ち掛けます。患者は再び「私は運動が嫌いで…」と断ってくるかもしれません。そこでさらに「ジョギングが無理なら、ラジオ体操をやってみてはどうですか」と言うと、患者は「毎朝は無理、ジョギングもイヤだと断ったのだから、ラジオ体操でもよいとまで言われて断ったら、先生が本当に気を悪くするだろう」と考え、「はい、ラジオ体操ならやってみます」と手を打つというわけです。

　この現象は、パフォーマンス学では「自己呈示の互恵性規範」と呼んでいるものです。つまり「先生がここまで言ってくださったのだから、私も少しはやらなきゃ。まして、主治医と患者の関係なのだから」という"お互い様"の精神です。相手の立場を重んじ、自分が譲

歩する傾向のある日本人にぴったりの方法です。ただし、「先生がどう思おうが私には関係ない。関係が悪くなったら別の病院に行けばいい」と考えている患者には向きません。

 褒めることも忘れずに

　この方法で、患者が何らかの行動を起こす決断をしたら、「よく決断してくれましたね。頑張ってください」と褒めてあげましょう。週に２日でも運動してくれたら、私もうれしいですよ」と一言付け加えれば最高です。「先生がこんなに譲歩してくださったのだから、頑張らねば」と思うこと請け合いです。

　１カ月後、課題が達成できたら、徐々に回数や運動のレベルを上げましょう。そこからは先の「段階的要請法」に切り替えるのです。患者の心理をよく見極めて提案すること、そして、第一段階が達成できたら「よく頑張った、大したものだ」と多少オーバーに褒めてあげること。これが患者のやる気を引き出す極意です。

Today's Summary

1. 用心深く気の小さい患者には、
   段階的要請法で提案しましょう。

2. 人に気遣うタイプの患者には、
   譲歩的要請法で提案しましょう。

3. 患者が少しでもできたら、
   しっかり褒めてあげましょう。

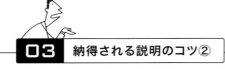

03 納得される説明のコツ②

患者を自分の大ファンにする方法

Q 何度かの通院治療で腰痛が軽快したある女性患者は、すっかり自分のファンになってくれたようで、口コミで患者を次々に紹介してくれます。こういう患者がもっと増えればうれしいのですが、何かいい方法はありますか？

（30代、整形外科開業医K）

A こんな相談を受けた私は、さっそく東京の下町にあるK医師の診療所を訪ねました。K医師は、「最近、患者が増えて忙しくて困るよ」と言いながらも、顔はニコニコしてうれしそうです。

一般的に、医師と患者との間に良好な人間関係が築かれていると、互いに余計な気を使わず率直にものが言えるので、医師は患者の状況がよく分かります。そのため患者に合った治療を行うことができ、治療効果が高まります。その上、患者が口コミで良い評判を広めてくれるので、経営上もプラスです。こんな患者ばかりならどんなにいいかと、K医師ならずとも思うことでしょう。

日本経済新聞の調査（2009年9月5日付）によれば、患者が病院を選ぶ際に重視することの第1位が「家の近所にある」、第2位が「医師や看護師の対応がいい」、第3位が「口コミの評判がいい」で

した。口コミの影響力の大きさがうかがえます。

2種類の質問を使い分ける

　実は、自分の大ファンになってくれそうな患者を早期にキャッチするためのチェックポイントがあります。
①自分の主訴を論理的に話すことができるか
②医師の説明をよく聞いているか
③医師の質問をよく理解した上で答えているか──という3つです。
　目の前の患者がこの3つを満たしているかどうかは、初診時の数分間のやりとりだけでも、おおよそのことが分かるでしょう。そして、該当する患者に対しては、意識的に「オープン・クエスチョン」を使うのです。
　オープン・クエスチョンとは、「はい」や「いいえ」では答えられない類の質問のことです。「最近、体調はいかがですか?」「何かお困りのことはありませんか?」といった具合です。
　オープン・クエスチョンに対する患者の答えを、「あなたが現在お困りの点は、○○、△△、××の3つですね」などと、医師が自分の言葉で整理するのもお勧めです。さらに、「○○の治療には、最低でも3回はかかります。もしかしたら5回ぐらいかかるかもしれません」と、具体的な数字を入れながら説明するのもよいでしょう。
　一方で、こちらの質問をまるで聞かずに要領を得ない話を長々と続けたり、ごく些細なことでクレームを付けたりする患者もいます。あまり大きな声では言えませんが、こうした"困った患者"対策として、オープン・クエスチョンとは逆の、「クローズド・クエスチョン」を使うという方法があります。
　クローズド・クエスチョンとは、「はい」か「いいえ」のどちらかで答えられる質問のことです。例えば「右脚に痛みがありますか?」と聞

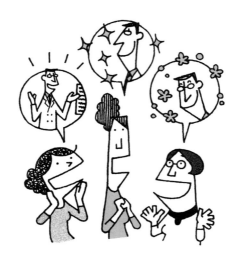

けば、患者は「はい」か「いいえ」かのどちらかで答えるはずです。

　会話の中でクローズド・クエスチョンを多用すると、余分なことを話さなくなるので、会話が盛り上がらず、診察を受けているのがつまらなくなります。そのため患者は、すぐに医師の元を離れたくなるのです。

診療初期にラポール形成を

　先ほどの3つのチェックポイントを満たすような患者は、医師の説明に対する理解度が高いので、オープン・クエスチョンに対しても、きちんと自分の考えを話します。そして、自分の話を医師が受け止めていることも分かるので、医師に対する信頼が増し、指示がすっきりと頭に入ります。

　さらに、「この先生は私のことをよく分かってくれる、素晴らしい先生だ!」と、ファンになってくれる可能性が高いのです。時には、「先生は水泳を勧めますが、私は水泳が苦手なので、朝のウオーキングを始めてみました」などと、自ら治療のためのアイデアを出してくることもあります。

　患者との間で、いったんこうした人間関係が構築できたら、その

患者は、「類は友を呼ぶ」で、別の素晴らしい患者を紹介してくれるはずです。患者同士の口コミは、広告や看板よりずっと強力なPR媒体であることは、先の調査からも明らかです。

最近では、病医院を検索できるウェブサイトも増えてきたので、あらかじめ調べてから受診する患者が少なくありません。しかし、インターネットの情報だけでは決められないことも多いのです。

信頼できる親しい知人から「腰痛ならK先生に診てもらうといいと思うわ」と言われれば、「では私もK先生にかかろう」という気持ちになるものです。患者にとって身近な診療所の場合、こうした口コミの影響力は、病院と同じかそれ以上に大きいと思います。

たとえ診療がどんなに忙しくても、こうした素晴らしい患者との間に強力なラポール（rapport）形成をしておくことは重要です。ラポールとはフランス語を語源に持つ心理学用語で、「親和関係」「共感関係」のことです。診療初期にラポールを形成することは、患者が医師に心を開き、大ファンに変わっていくための第一歩なのです。

TODAY'S SUMMARY

1. 理解度の高い患者には、
オープン・クエスチョンが有効です。

2. 逆に、"困った患者"には
クローズド・クエスチョンを使いましょう。

3. 診療初期のラポール形成がうまくいけば、
患者は自分のファンに
なってくれるかもしれません。

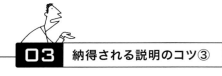

03 納得される説明のコツ③

医師のアカウンタビリティー

Q 太った中年男性が、昼間の眠気や集中力の低下を訴え来院しました。睡眠時無呼吸症候群を疑い、精密検査をすることにしました。病気の説明をした上で、患者に「痩せる努力をしてください」と言ったのですが、病気の深刻さがなかなか伝わりません。どうすれば患者に分からせることができるでしょうか？　　　　　　　　　（40代、大学病院勤務医Ｔ）

A 伝えたいことがなかなか相手に伝わらない、こんな経験は誰にでもあります。「患者のためを思うからこそ減量するよう指導しているのに…」というＴ医師の気持ちはよく理解できますが、コミュニケーションの本質を考えれば、無理からぬことでもあるのです。

　日常のコミュニケーションにおいては、第一段階として、心の中に浮かんだ考えを、いったん言語や絵や動作にするという「コード化（encode）」のプロセスを踏みます。次の段階で、今度は相手が受け取った行動を読み取る「コード解読化（decode）」が行われます。この時、情報の発信側、受信側の双方の表現力および理解力によって、幾つもの誤解が生じる可能性があります。

知らないことは伝わらない

　診察室におけるコミュニケーションギャップには、具体的には以下の３つのパターンがあります。

　１つ目は、医師の伝え方に問題があるために、メッセージが患者にきちんと伝わらない場合。伝えたい内容が曖昧、長すぎる、難しすぎる、省略しすぎて言い落としたことがある、といった場合に相当します。

　英語に「It's Greek to me.（それって私にはちんぷんかんぷん）」という表現がありますが、まるでギリシャ語のように分からないという意味です。医師が専門用語を使って「エンショウはどのブイですか?」などと聞けば、患者は「延焼?」「船のブイ?」などと考えるかもしれません。

　２つ目は、医師の伝え方は適切だったにもかかわらず、患者の理解力が不足しているために、正しいデコードが行われない場合。そもそも医師の話をよく聞いていない、基本的な医学知識がない、思い込みが激しすぎて誤って解釈してしまうといった場合です。

　そして３つ目は、誤ったデコードによって浮かんだメッセージを患者が医師に質問し、それに対して、医師が患者の間違いを正すことなく適当に答えたために、ギャップが余計に広がってしまう場合です。こうなると、まるで雪だるまのように、誤解がどんどん広がってしまいます。

　このように、お互いのコミュニケーションに食い違いが生じるのは、私たちのコミュニケーションがすべて言語または非言語のコードによって伝達されていることに深く関係しています。そして、コードの読み取りは、話し手だけでなく、聞き手の理解力にもかかっているのです。

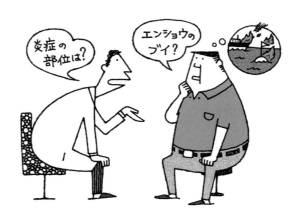

相手に合わせて表現を変える

　自分の心の中にあるものをそのまま外に吐き出すことを「表出（express）」と言います。「ex」は「外へ」、「press」は「押す」ですから、外へ向かって思ったままを押し出していくという意味です。これで患者がきちんと受け取ってくれれば、医師はずいぶん助かります。

　ところが患者側は、そのまま受け取ってくれるとは限りません。患者は医学の専門的な知識が不足している上に、病気にかかったことや病院に来なければならないことに対して「イヤだな」「困ったな」という感情的な先入観もあるので、つい自分流のデコードをするからです。

　そこで必要になってくるのが、パフォーマンス学なのです。パフォーマンスとは、単なる「表出」ではなく、「意図された表現」です。それを私たちは「呈示（presentation）」と呼びます。相手の理解力と気持ちを十分に考えた上で、相手のレベルに合わせて表現を変えていくのです。

　私の主宰する「医療パフォーマンスセミナー」では、相手に説明する際の3つのポイントについて、以下のようにアドバイスしています。
① 何についての話であるか、前もって予告してから、ショートセンテンスで伝える

例えば「本日お伝えしたいことは3つあります」といった具合です。一つの文章が長い上に、専門用語が混じっていると、それだけで患者は何を聞いているか分からなくなりがちです。

②非言語表現も適宜用いる

顔の表情、見つめ方、しぐさなどを加えたり、例えば大きさを示す際は指で「このぐらいの大きさで」などと示すなど、非言語表現で言葉をフォローすると、伝わりやすくなります。

③相手の反応を読み取りながら、想像力を十分に働かせる

医師の説明を聞きながら、患者が少し目を伏せたとします。その際、「もしかしたら、このことで悩んでいたのかしら」と気付くのが想像力です。

これら3つのポイントに気を付けた上で、最後に医師の側から「何か分からないことはありますか」と質問し、患者からの質問に適切に答えることができれば、コミュニケーションギャップのかなりの部分は解消するはずです。これこそが医師の「アカウンタビリティー（説明責任）」といえるでしょう。

Today's Summary

1. 話の内容を予告した上で、
   ショートセンテンスで伝えましょう。

2. 非言語表現で言葉をフォローしましょう。

3. 相手の反応を読み取りながら、
   想像力も十分に働かせましょう。

03 納得される説明のコツ④

患者の予期不安を解消する

Q 腰椎手術の３カ月後に受診した患者から、「おかげさまで以前よりずいぶん楽になりました。でも、手術すれば痛みはまったくなくなると思っていたので、やや期待外れでした」と言われました。「痛みが完全には取れないこともある」と術前に説明したのに、後で不満を述べる患者に対して、どう対応すればよいでしょうか。　（50代、大学病院整形外科勤務医Ｔ）

A この患者は、Ｔ医師と同年代の弁護士です。Ｔ医師の手術の腕を頼って、隣県から受診しました。手術の結果、以前のような激しい痛みは取れ、足を引きずって歩くこともなくなったそうです。しかし、信号が赤に変わりそうになって小走りになる時などに、たまに激痛が走るとのこと。趣味のテニスもまだできません。

用心のためにステッキを使っているのですが、老け込んだように感じて気に入っていません。それもあって、「手術をしたら痛みは取れると思っていたのに…」という言葉が、つい口に出てしまったらしいのです。

一方のＴ医師は、私もその名声を知っている立派な整形外科医です。彼にしてみれば、痛みが完全には取れないこともあると術前に丁

寧に説明し、患者から「よろしくお願いします」と言われ、最善を尽くして手術をしたのです。それにもかかわらず、患者から不満の言葉が漏れたのは残念だし、何だか割り切れない思いがしたのでしょう。

患者の願いをくみ取る

　T医師の相談を受けた数日後、私は、乳癌の乳房温存手術を手掛けるN医師を追ったテレビのドキュメンタリー番組を見ました。

　番組に登場した患者は、妊娠中に乳癌が発見されました。幾つかの病院で乳房を全摘しなければならないと言われ、わらにもすがる気持ちでたどりついたのが、N医師のいる病院でした。N医師が患者の話を丁寧に聞くと、患者には「生まれてくる赤ちゃんにおっぱいをあげたい」という強い気持ちがあると分かりました。

　N医師はそれに応え、その患者の癌の状態から考えれば難易度の高いものでしたが、あえて乳房温存手術を選択し、無事、成功しました。カメラは、後に出産し、赤ちゃんにおっぱいを飲ませる患者のニコニコした顔を映していました。

　インタビューでN医師は、「患者も母親ですからね」と答えていました。この一言に、患者のQOLを第一に考え、患者の願いに応えるというN医師の考え方がよく表れていました。

　患者は一般に医学的知識が乏しいので、余計に、「手術は怖い」という気持ちを持ちます。まだ起こっていないことに対する大きな不安です。時にはその不安のために、適切な判断力が働かないほどの強いプレッシャーを感じています。

　このような不安のことを、心理学では「予期不安」または「期待不安」と呼びます。これから起きることに対してネガティブなことばかりが浮かび、前に進めなくなる状態です。

　本人に専門知識がなく、自信が持てない時ほど、「予期不安」「期

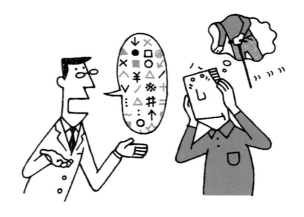

待不安」は大きくなります。予期不安を抱えている患者とのコミュニケーションには、健康な人とは異なる対応が必要です。

● デメリットは紙に書いて説明

　手術の際はまず、患者が一番期待しているのは何であるかを確認する必要があります。T医師の患者は弁護士ですから、職業上、外出する機会も多く、「ステッキをついて歩く」ことに対して強い抵抗感を持っていました。できることならステッキを使わず軽快に歩きたい。これがこの患者の期待だったのかもしれません。

　それを把握した上で、医師は、第一の期待に応えるにはどんな手術が考えられるか、さらに、その手術に伴うデメリットは何かということを、それが起こる確率も含めて、くどいくらいに説明する必要がありそうです。

　健康な人であれば、メリットとデメリット程度は一度聞けば理解できるのですが、大きな病気を抱えた患者の場合、必ずしもそうではありません。身体と同時に精神的にもダメージを受け、理解力、判断力が不安定な状態になっていることがとても多いのです。

　そんな場合、医師はきちんと話したのに、患者は「そんなことは聞いていません」という食い違いが多くなります。患者には「予期不安」

があるために、医師の説明を集中して聞いていないことが多いからです。

　手術を控えた患者の心理状態は、日常とはまったく異なり、「治りたい!」という欲求でいっぱいになっています。そのため、メリットについては耳をダンボのようにして聞きますが、デメリットについては「できれば起こらない方がいい」という心理的選択傾向が働き、つい聞き漏らす傾向があります。

　そのため医師は、「手術により○○は解決できるでしょう。しかし、デメリットとして3つ考えられます。1つ目は…、2つ目は…、そして3つ目は…」などと、きっちり、かつ分かりやすく述べた方が間違いがないでしょう。場合によっては文書にもして患者に手渡すとよいでしょう。

　緊急手術の場合は、ここまではできないかもしれませんが、予定手術であれば、術後のトラブルを避ける意味でもお勧めしたい方法です。

TODAY'S SUMMARY

1. 患者が治療で実現したい第一の希望は
　何なのか、しっかり聞きましょう。

2. 治療のメリットだけでなく、デメリットも
　きちんと説明しましょう。

3. 「予期不安」を抱える患者は、説明を
　きちんと聞いていないことも。
　メモや文書を活用しましょう。

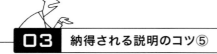

03 納得される説明のコツ⑤

患者への指示は「アイ・メッセージ」で

Q 「たばこをやめた方がいいでしょうか？」と尋ねてきた患者に対して、「当然やめるべきです。あなたのようなヘビースモーカーは、将来病気になりますよ」と答えたところ、「97歳の祖父も78歳の父も、チェーンスモーカーなのに元気だ」と、猛然と反論されてしまいました。こちらの言うことを聞かない患者には、どう対応すればよいのでしょうか？

（40代、大学病院内科K）

A この患者が慢性の咳に10年以上悩まされており、家族や兄弟に癌の既往や死亡が多いことを、K医師は知っていました。そこで、患者の質問に対して、率直に「やめるべきだ」と答えたのです。K医師としては、たばこを吸うべきでないことは医学的には明らかで、まさか患者から反論されるとは、夢にも思っていませんでした。患者の反応に、腹が立って仕方がなかったそうです。

　医師は患者に対して、治療を行う上で好ましくない生活習慣があるなら、それをきちんと指摘し、実際にやめさせなければなりません。患者から「〇〇はやめた方がいいでしょうか？」と聞かれた時に、きちんとした根拠があるなら、「そうすべきです」と答えるのは当然

です。

　しかし、患者にしてみれば、医師に「○○すべき」と言われるのは、家族や友人に言われるよりも威圧的に感じるものなのです。ゴルフ場のロッカールームなどで、「医者がこうしちゃいけない、ああしちゃいけないって言うんだよ」と、主治医への不平・不満で盛り上がるのも、患者が医師の指示を嫌がっていることの表れです。

　では、患者に守ってもらわなければならないことを効果的に伝えるために、医師はどうすればよいのでしょうか。ここで大いに役に立つのが、「You message」から「I message」へ転換するという方法です。私が主宰するパフォーマンス学のセミナーでも、よく使っています。

●　「You」から「I」への転換

　「You message」とは、文字通り、「あなたはたばこを吸うべきでない」「あなたはそのうち癌になるだろう」というふうに、あなた（You）を主語にして話すことです。

　「あなたはそうすべきだ」「あなたはそうすべきでない」という表現は、単に相手に対して指示をするというだけでなく、言われた相手は当然それを守るべきであるという、強いメッセージを含んでいます。

　一方で、飛行機に乗った時のことを思い出してみてください。通路に物が落ちていたり、スーツケースが開いていたりしても、通りかかったキャビンアテンダントは、「それをどけるべきだ」「棚の上のスーツケースを閉めなさい」とは絶対に言いません。

　では、彼女たちは乗客に対して、どのように伝えているのでしょうか。彼女たちの言葉を注意深く聞いていると、決して命令形ではなく、自分がしてほしいことを条件節（もし、○○だったら）の中に入

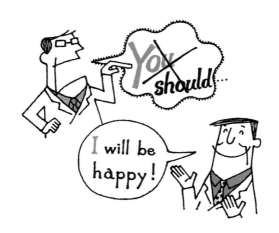

れ、その内容が実行されれば自分は幸せである、と言っていることが分かるでしょう。「I message」とはこのように、私 (I) を主語にして話すことです。

「幸せである」以外にも、「助かる」「ありがたい」「好ましい」「ホッとする」などの肯定的な言葉がよく使われます。「ちょっとどけてくださると助かります」「スーツケースを閉じてくださるとありがたいのですが」といった具合です。

物をどけたり、スーツケースを閉じたりするのは、あくまで乗客(あなた)です。しかし、直接的に「(あなたが) ○○すべき」と言うのではなく、「もし○○してくれれば、結果として (私は) うれしい」と言うわけです。そうすると、言われた側の乗客は、「よし、ひとつ助けてやろう」と考え、自ら行動してくれるのです。

患者の主体性を失わせない

診察室でも、この方法を応用してみましょう。「あなたがたばこをやめられたら、私は素晴らしいことだと思いますよ」という具合に伝えるのです。もう少し詳しく、「あなたの咳の直接の原因がたばこかどうか、はっきりとは分かりません。しかし、たばこは吸わないにこしたことはないということを(あなたが)分かってくださったら(私は)

うれしいです」などと言うこともできるでしょう。

　繰り返しますが、これらの表現において、条件節である「もし○○だったら」の主語は「あなた（患者）」、主節である「うれしい、好ましい」の主語は「私（医師）」という構造になっています。このように伝えると、患者は反論ができません。医師がうれしい、ありがたいと言うぐらいですから、良いことに決まっています。

　医師からそう言われると、患者としては、「先生が『やめたらうれしいです』とまで言ってくれたのだから、今度こそ本当にやめよう」と、自分の主体性を失うことなく、医師の言う通りにしようと積極的に思い始めます。これが「I message」の効果です。

　患者だけでなく、周囲のスタッフに対しても、何か注文したいことがある場合は、「（私は）うれしい」「（私は）助かる」「（私は）ありがたい」などと、肯定的な意味を持つ言葉を、積極的に口に出して伝えるようにしましょう。医師に押し付けられたという印象を抱かせることなく、何とか頑張って医師の指示に従ってみようと、ファイトを出して実行してくれるはずです。

Today's Summary

1. 医師に「あなたは○○すべきだ」と
　　指示されると、患者は威圧的に感じます。

2. 「You message」を「I message」に
　　転換しましょう。

3. 「あなたが○○してくれれば、私はうれしい」
　　と伝えると、相手がやる気になってくれます。

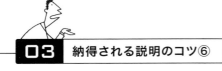

03 納得される説明のコツ⑥

怒れる患者の信頼を回復する

Q 「K先生は態度が悪い」と、かつて名指しで投書してきたことのある患者。久しぶりの再診時、今度は「今すぐ謝ってくれなければ、先生の診察がどれだけひどいかをネット上に書く」と言ってきました。怒りが鎮まらない患者に対して、医師はどう対応すればよいでしょうか？　（40代、内科勤務医K）

A K医師からの突然の電話は、こんな相談でした。いつもは快活なのに、この日の電話の声は消え入りそうに細く、明らかに困惑した様子です。

　この患者は数年前に乳癌を発症し、乳房切除術を受けましたが、手術の後も、他の臓器への転移をひどく恐れていました。しばらく前に風邪をひいてK医師の診察を受けた折、病院の意見箱に、「K医師は態度が悪い」と投書しました。その時点では、もう二度とこの病院には来ないつもりだったかもしれません。名指しされた当のK医師は思い当たることはなく、とても心外だったそうです。

　しかしその後、この患者に本当に癌の転移が見つかり、再びK医師の診察を受けることになりました。投書の一件があったので、最初から険悪な雰囲気でした。患者は、「あの時、先生に転移がある

かもしれませんと冷たく言われ、私はひどく落ち込んだ。今日、謝罪してくれなければ、インターネットの掲示板にこれまでのいきさつを全部書く」と、一方的に言い放ちました。話をしようにも取り付く島もない様子で、困ったＫ医師は私に電話してきたのです。

対立の４つのステージ

Ｋ医師とこの患者との関係をパフォーマンス学の観点から分析すると、人間関係のトラブルにおける４つのドラマティックステージの第２段階にあるといえます。４つのドラマティックステージとはそれぞれ、「分離（breach）」「危機（crisis）」「つくろい直し（redressing action）」「再統合（reintegration）」を指します。

人間同士のちょっとした心のきしみやすれ違い程度なら、第１段階の「分離」、言い換えれば亀裂で済んでいます。この段階のトラブルは、日常生活にはつきものです。ですが今回のように、患者が「あの先生は大嫌い」「あの先生はとんでもない悪い人だ」といった不信感を抱いている場合は、第２段階の「危機」にあるといえます。

これを放っておくと、患者は宣言した通り、Ｋ医師の悪口をネット上に書き連ねるでしょう。それが多数の人の目に触れ、さらに多数の人が、さしたる根拠もなく、Ｋ医師やＫ医師の勤務する病院への不満を爆発させるかもしれません。

そういう事態を避けるために、Ｋ医師はすぐにでも第３段階の「つくろい直し」に取りかかる必要があります。「redress」とは、脱いだ服をもう一度着せるという意味です。つくろい直しにはエネルギーが要りますし、頭も使います。プライドを捨ててやらなければならない面もあります。

Ｋ医師にも言いたいことはあるでしょうが、この際、「あの時の言い方は良くなかった。自分が悪かった」と患者に謝ることです。そし

て、転移について正確に説明しようとするあまり、事務的な口調になってしまったことをきちんと説明しましょう。

　訴訟社会の米国であれば、医師が患者に対して非を認めて謝罪することは、簡単には勧められないかもしれません。しかし日本では、特に相手の患者が中高年女性の場合、論理（ロゴス）よりむしろ感情（パトス）に訴えた方が、すんなり収まるケースが多いのです。「すみませんでした」の一言で、すべてが解消するケースもあります。

● つくろい直しから再統合へ

　「つくろい直し」の次は、第4段階の「再統合」の行動に移ります。この患者は以前の体験から、K医師に対してかなり感情的になっていますから、まずはひたすら謝ること。そして「何とかしてあなたのお役に立ちたいと思っています。一緒に解決していきましょう」と、共同作業に持ち込むのです。

　医師が患者のパートナーとして一緒に病気に立ち向かう。これは患者に満足感を与える行動です。それにより、患者の怒りは随分軽減されるはずです。

　もちろん、「危機」は初めから起こさない方がいいに決まっていますから、患者との会話には常に注意を怠らないことが重要です。しかし、いったん「危機」となったら、すぐに「つくろい直し」を行い、最終段階の「再統合」まで持っていきましょう。「K先生は、本当は患者思いの信頼できる人だったのですね。私の思い違いのために、かえって申し訳ないことをしてしまいました」と、患者に思ってもらえればベストです。

　私のアドバイスが効いたのか、K医師の危機対応は大成功でした。患者はK医師に対して、「再発のショックがあまりにも大きかったため、とても平静ではいられず、先生に怒りをぶつけてしまいまし

た。こちらこそすみませんでした。今後もよろしくお願いします」と話してくれたそうです。

　起きてしまった危機にうろたえることなく、医師としてのプライドを一時棚上げにしてでも、いち早く、最善の「つくろい直し」の行動を取ること。へそを曲げてしまった患者には、この方法をお勧めします。

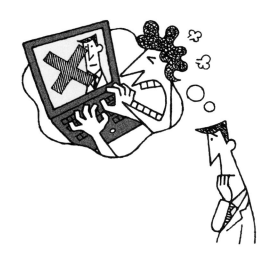

Today's Summary

1. 怒りでへそを曲げてしまった患者には、こちらから先に謝ること。

2. 患者の怒りに対して、いち早く「つくろい直し」を始めましょう。

3. その後に「再統合」に持ち込むのが、関係修復のコツです。

03 納得される説明のコツ⑦

他科の診療内容について相談されたら

Q 時々、別の病気で他科も受診している患者から、他科受診時の不満や、「この薬は大丈夫ですか」といった相談を受けることがあります。他科、それも場合によっては見も知らぬ医師の診察について、無責任に論評するのははばかられます。どんな対応をすればいいでしょうか。

（50代、耳鼻科咽喉科医S）

A 最近、似た経験をした知人の女性医師がいます。まず、そのケースをご紹介しましょう。

S医師は50代、病院勤務の眼科医です。彼女のところに緑内障でいつも通ってくる60代半ばの女性が、診察終了間際「実は先生、テレビや新聞で論文取り下げなどが話題になった降圧剤を飲んでいたのですが、何かとても不安になって勝手に飲むのをやめてしまったのですが、いいでしょうか」と聞いてきたのです。

S医師は驚いて「勝手にって、高血圧を診ている内科の先生には言っていないの？」と聞くと、女性は「やめて何日もたってしまったので、内科の先生には怖くてとても言えません」と言うのです。

S医師は、この女性患者からの突然の相談に一瞬戸惑い、他科

の医師の診療方針や処方に口を出していいものか迷いました。しかし、女性の本当に困っている顔を見て、次のように答えました。

「高血圧の患者さんが、服用している薬を勝手にやめるのはとても危険です。お飲みになっている降圧剤は、高血圧の薬としては評価が定まっていますので、安心して飲み続けていいと思います」。

すると患者さんはホッとした表情で、「新聞やテレビの報道がすごかったので、よく分からないまま、悪い薬だと思ってしまって…。高血圧の薬としては問題がないのですね。先生の話を聞いて、安心しました、今日からまたきちんと飲みます。できれば、内科の先生には内緒にしておいてください」と話したそうです。

自分の診療も相談されているかも

S医師のとっさの対応は、自分も他科で「こんな目薬を処方してもらっているのですが、大丈夫でしょうか」と言われているかもしれない、と考えたことから生まれたそうです。高齢者は複数の医療機関にかかっていることが多く、病気や治療法に対する様々な不安が生じやすいものです。眼科医も医師であり、専門が違うからといって患者の疑問や質問にまったく答えないのは、医療者として失格ではないか、とS氏は考えたわけです。

加えてS氏は「主治医という立場は、付き合いが長くなると何でも相談できるようになるパターンと、逆に遠慮して『先生に余計な心配をかけたくない』と思うようになるパターンの、2つあることに気が付いた」とも話していました。

この患者さんは、降圧剤についての連日のマスコミ報道で、「この薬は飲み続けると危ないかもしれない」と心配になったそうです。心配ならば、処方した内科医に聞けば一番話は早いのですが、長年お世話になっている内科医が「自分の処方に文句をつけにきた」と

153

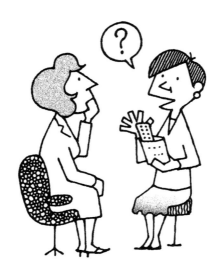

気を悪くするかもしれないと考えてしまったのです。

　直接質問してみる前に、「先生に聞いたら、気まずくなるのでは」と勝手に予想して、自ら不安感を募らせてしまうこと。これをパフォーマンス心理学では、「予期不安」または「期待不安」と呼びます。

● 他医に関する質問にも正対して答えよう

　医療の世界に「後医は名医」という言葉があります。同じ患者の同じ病気を診察する場合、後から診る医師の方が治療成績が良い、という意味です。

　その理由は、診療情報が後医の方が多かったり、感染症だと時間が経って治りかかった段階で受診するケースもあるからだと言われています。そのせいもあってか、「後医は前医の悪口を言ってはいけない」という不文律が生まれ、拡大解釈として「医師は他の医師の悪口は言わない。診療方針にも口は出さない」というのが暗黙の了解となっているようです。

　しかし、複数科受診や、医師を取っ替え引っ替えする"ドクター

ショッピング"がごく当たり前になってきた昨今、患者の他科や他医の診療内容に関する質問に対しても、きちんと正対して答えることは、もはや医師の重要な役割です。それは、「家庭医」「総合診療医」の必須のスキルと言っていいかもしれません。その際大切なのは、S医師のような"患者の心の痛みに寄り添う姿勢"と、"患者を安心させる一言"です。さらに言えば、前医や他科の医師がどんな診療をしているかに対する"想像力"も必要です。

S医師はこの女性の帰り際、こう付け加えました。「次にその内科を受診した時、マスコミ報道で不安になって、薬を飲んでいなかったと、正直に先生に話してみてください。重要なのは血圧のコントロールです。薬を飲んでいなかった情報も、内科の先生にはちゃんと伝えておくべきです。今回の事件と降圧薬そのものの効果についても、きっと丁寧に説明してくれますよ」。

1カ月後の再診時、S医師は女性から「先生の言うとおり、内科の先生に話したら、怒られるどころか薬についてより詳しく説明してもらえて良かった」と感謝されたとのことです。

Today's Summary

1. 医療に関するマスコミ報道に過剰に反応する患者は少なくありません。

2. 主治医だからといって患者は何でも質問できるわけではありません。中には遠慮して質問できない患者もいます。

3. 他科や他医に関する患者からの質問にもできるだけ正対して答えましょう。

03 納得される説明のコツ⑧

なぜか抗ウイルス薬を飲まなかった患者

Q 1週間前に左顔面に発疹が出現し、頭痛も続いているという60歳代の女性患者が訪れました。診断は帯状疱疹です。発疹が出てすぐに別の内科クリニックを受診したようですが、「受診後も発疹と水疱が広がってきた」と話すのが不思議です。左目の充血もひどく、ヘルペス性の角膜炎も疑われました。「なぜここまでひどくなったのだろう」と思ったのですが、患者さんはいきさつを話したくなさそうな様子です。詳しい事情は聞かず、取りあえず診察。腎機能がやや悪いとのことなので、精神神経症状の副作用のことを考慮し、量を減らして処方、眼科も紹介しました。この患者さんには、今後どう対応すればよいでしょうか。 （40代、皮膚科開業医M）

....

A 患者さんがこれまでのいきさつを話したくなさそうだ、というのですから、前医での何らかのトラブルが起こったことが予想されます。前に受診した内科クリニックは、質問者の皮膚科のM先生のクリニックと至近距離にあるそうです。M先生は、「角膜炎も眼科で診てもらわないと」と咄嗟に判断、紹介状を書き、眼科の受診を促すとともに、抗ウイルス薬も処方したとのことです。

156

私はＭ先生に、「患者さんはおそらく最初は何も話さないが、症状が軽快してきたら安心して話し始めるから、それまでは前医のことは聞かず、通常の診療を継続するように」とアドバイスしました。案の定、眼科受診で角膜炎も良くなってきた３回目の再診時、患者さんはぽつりぽつりと事情を話し始めました。

薬の副作用ばかりを強調され

　どうやら、前医でも帯状疱疹に効く抗ウイルス薬が処方されていたようです。しかし、その先生が薬の説明をした際、「腎機能が弱い人はせん妄か妄想などの精神神経症状が出ることがある」と、副作用をことさら強調したようです。この患者さんがやや腎機能が弱いことはＭ先生も初診時に聞いており、「腎臓が弱い人は時々精神神経症状がでることがありますが、薬の量をちゃんと調節しておいたので安心して飲んでください」と説明してありました。患者さんによれば、前の先生は薬の量については何の説明もなかったようです。

　「なんだか怖くなってしまって、前の先生が処方した薬が飲めなかった」と患者さんは話しました。さらに、「この薬は相当、怖い副作用があるのだろう」と勝手に思い込み、自分でインターネットで調べたりもしました。結果、不安ばかりが募り肝心の抗ウイルス薬の服用をせず、帯状疱疹を悪化させてしまったのです。また、この患者さんは、前医とＭ先生のクリニックが近隣にあるということで、「前の先生の悪口を言っていた」と言われるのを恐れ、初診時には多くを語らなかったのでした。

　前医である内科の院長は40代の男性で、大学病院の勤務医を経て、数年前、父親の後を継いだばかり。身体も大きく、声も大きい先生だそうです。この先生は「患者さんに薬の副作用について詳しく説明するのは、医師の責務だ」と考えている節があります。それゆ

157

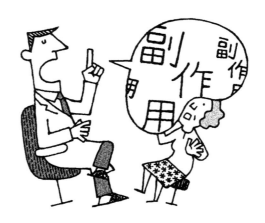

え、「この薬はウイルスを抑える効果があるので、きちんと飲んでくださいね」といった、服薬を促す説明よりも、副作用など、危険性を強調する説明をしてしまったのでしょう。M先生がしたように、投与量を減らしていた可能性もありますが、それは患者さんに伝わっていませんでした。

● マイナス情報を説明するノウハウ

　副作用など、マイナス情報を説明する時には、「パフォーマンス心理学」の知見が参考になります。

　ハーバード大学のナリニ・アンバディとカナダ・トロント大学のウェンディ・レビンソンらによる「医師の声が与える威圧感」についての実験があります。レビンソンらが、年間に一度も訴訟されたことのない医師と、1回以上訴訟されたことのある医師の説明を録音し、「言葉」（意味）を表す一切の音声要素を消去して、「音声」だけを残して検証したところ、「音声」に威圧感のある医師の方が、威圧感のない医師よりも訴訟回数が多いという興味深い結果が出ました。

　声が大きいことは決して欠点ではありませんが、威圧感を与えるようだと、この患者さんの場合のように、治療に悪影響が出ることがあります。自分の声のトーンが、威圧感を与えがちか、安心感を与

えるものかについて、医師は知っておいて損はないでしょう。

　また、説明する事柄の順番や接続詞にも気を配りましょう。基本的に医師は、患者さんに対して、「この薬を飲んで、早く良くなってくださいね」ということを強調して伝え、「そして (and)、副作用はこれですよ」ということを付け加える形で説明すればよいのです。ところが、往々にして、「しかし、副作用としてはこんなことがある」と言ってしまいがちです。「しかし」(but) と逆接の接続詞で話を切り替えられると、患者さんの頭には、後から聞いた副作用の説明の印象が強く残ってしまいます。つまり、「飲んでほしい」という主旨と副作用の"軽重 (重軽)"が逆転してしまうのです。

　今や誰もがインターネットで様々な医学情報を手軽に入手できます。ネットの情報に振り回されてしまう患者さんも少なくありません。そんなことも念頭に置きつつ、「この病気の場合は薬をきちんと飲むことがとても重要です。副作用は○○ですが、起こる頻度はとても低いです」というように、服薬コンプライアンスを高めるような話し方と説明を心掛けるようにしてください。

TODAY'S SUMMARY

1. インターネットの普及で医療情報に
振り回される患者さんが増えています。

2. 副作用などの説明は、患者の服薬コンプラ
イアンスを妨げないように心掛けましょう。

3. 「A and B」と言った時は、Bの方が弱く聞
こえます。

04 患者に共感を示そう

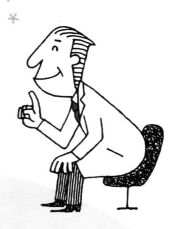

患者の自己肯定感を満足させる …………… 162

患者の話に上手に相づちを打つコツ ……… 166

話の長い患者への対応法 …………………… 170

プライドの高すぎる患者への接し方 ……… 174

患者の不幸への共感の示し方 ……………… 178

患者を「クレーマー」にさせない一言 ……… 182

良性なのに「癌だ！」と大騒ぎする患者 …… 186

04 患者に共感を示そう①

患者の自己肯定感を満足させる

Q 「先生の言葉がうれしくて、涙が出ました」とある患者が話していたと、スタッフから聞きました。しかし、その患者に対して、特に意識して感動的な話をした覚えはありません。私のどの言葉が、患者の琴線に触れたのでしょうか？

（40代、脳神経外科勤務医S）

A こう聞かれた私は、さっそく病院のスタッフに確認してみました。すると、患者が感激したのは、S医師の「お子さんがまだ小さいし、会社でもチームリーダーでみんなに頼りにされているのだから、治療が長引くかもしれないけど頑張りましょうね」という一言だったそうです。

この患者は軽いクモ膜下出血のため、仕事で外出中に吐き気とめまいを覚え、救急車でS医師のいる病院に運ばれました。緊急手術の後、病室に戻った患者に対して、S医師はこんな言葉を掛けていたのです。

● 「同情」より「共感」

S医師の言葉は、実は心理学でいう「共感（empathy）」を見事

に表しています。

　医師は忙しい中でも、患者の病状や治療の見通しについては、医学用語や数字をきっちり示しながら説明します。例えば「きちんとした発音で会話ができるまでには、2週間のリハビリが必要だと思われます」という具合です。

　しかし、患者が心を動かされるのは、実はそうした専門的な説明ではなく、「お子さんがまだ小さいし…頑張りましょうね」といった励ましの一言なのです。ここに、患者とのコミュニケーションを考える上で、とても重要なヒントがあります。

　医療コミュニケーションでよく採用されているコーチングの技法の一つに、患者が「痛い」と言ったら「痛そうですね」、「つらい」と言ったら「つらいでしょうね」などと、患者の言葉をオウム返しに繰り返すというものがあります。これは、時にかなりの効果があるのですが、厳密には「共感」ではなく、「同情（sympathy）」の表現です。

　ここで「-pathy」は、「passion」つまり「感情」という意味です。「Passion」とPを大文字にすれば、キリストの受難を指しますから、感情にはしばしば悲しみや苦しみが伴うということに、人は古来より気が付いていたのでしょう。

　つらい、悲しい、痛いといった感情が最も引き起こされやすい場所、それが病院です。病名を聞いただけでも、「これからどうなるのか」「本当に治るのか」と、患者の心は不安でいっぱいになります。その時に、医師が患者と同様の言葉で応じるのが「同情」です。これだけでも、何も言葉をかけないよりはずっとましです。

　「同情」を超えるもの、それが「共感」です。カウンセリングの分野では「共感的理解」とも呼ばれます。「共感」とは具体的に言うと、患者がどのような立場に置かれているかを理解し、それに基づいて「『リハビリに2週間かかる』と言われたら、この患者はどう思うだろ

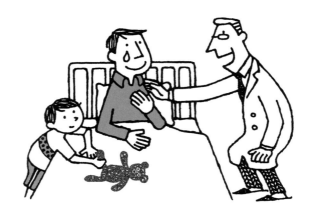

うか」というように、相手の立場で考え、感じたことを言葉にすることです。

相手の立場に立てば、患者は「子どもの世話はどうすればよいだろうか」「会社の仕事を今まで通り続けていけるのか」などと思い悩むに違いないと気付きます。その上で、患者の心に浮かんでくるはずの不安を、一瞬であっても一緒に味わってみる、これが「共感」なのです。

S医師に「共感」する心が備わっていたからこそ、「お子さんが小さいし、職場でもチームリーダーだから…」という言葉が自然に出てきたのでしょう。その一言で、患者は「先生は私のことを認め、分かってくれている」と感じたに違いありません。

● 患者の立場を肯定する

S医師はここで、さらに「頑張りましょうね」と続けました。「頑張りましょうね」というのは一般的な励ましの言葉です。もちろん、言わないよりはるかに良いのですが、これだけでは目の前の患者自身の属性を捉えた言葉にはなっていません。

私たちが自分に対する「親密感情」を最も強く感じるのは、自分の属性が相手の言葉の中に含まれていたときです。S医師の言葉で

は、「お子さんが小さい」「会社でチームリーダー」がそれに当たります。その上で「頑張りましょうね」と言われたので、患者は自分の立場がきちんと理解され、肯定されているという気持ち（これを自己肯定感と呼びます）になり、Ｓ医師の励ましをしっかりと受け止めることができたのです。

　患者は、自分の健康と社会的立場を絶えず認識しながら生きています。人間は社会的動物ですから、たとえ病気にかかっても、自分自身の立場を医師に肯定してもらいたいのです。それを医師がきちんと言葉に表すと、満足感がこみあげ、うれしいと感じます。その気持ちが医師への信頼につながり、治療が円滑に進むのです。

　患者はみんな、医師の口から、治療の内容と同時に、自己肯定感を感じられる言葉を聞きたいと思っています。医師には、病気や治療についてはもちろんですが、その患者のバックグラウンドをよく把握した上で、患者の立場、患者の価値観に沿った言葉を掛けてあげてほしいのです。それがたった一言や二言であっても、患者は大いに励まされるでしょう。

TODAY'S SUMMARY

1. 患者の立場を思いやり、
それを言葉に表すこと、それが「共感」です。

2. 患者の属性に即した医師の一言は、
患者の自己肯定感を満足させます。

3. 自己肯定感は、患者の医師への
信頼につながります。

04 患者に共感を示そう②

患者の話に上手に相づちを打つコツ

Q 患者の話はきちんと聞いているつもりですが、勤務先のナースによれば、「Y先生の診察は、いつも先を急かされているような気がして、落ち着いて話ができない」と話す患者が少なくないそうです。私の話の聞き方のどこが間違っているのでしょうか？　　　　　　　　　　（40代、大学病院勤務医Y）

A Y先生から相談を受け、私はさっそく、診察室での患者とのやりとりをビデオ撮影してもらいました。それを見ると、患者が何か話すたびに、Y先生は「ふむふむ」と決まりきった相づちを入れていることが分かりました。まだ患者が話している最中なのに、「あのね…」とさえぎる場面も何度かありました。

これは、パフォーマンス学では「かぶせ発言」と呼び、やってはいけないことの一つです。

私たちには、自分の伝えたいことを言葉などで表現し、それを相手に聞いてほしいと願う「自己表現欲求」があります。この欲求は、満たされれば自然に消えてなくなるのですが、話の途中でさえぎられたりすると、妨害されたと感じ、「言いたいことが言えない」という不満につながります。

166

Y医師の場合、自分では患者の話をしっかり聞いているつもりでも、患者は「きちんと聞いてもらえていない」と感じていたのです。

言語調整動作を使いこなす

　とはいえ、医師が患者の話をずっと聞いてばかりでは、診察になりません。中にはいつまでもダラダラと話し続ける患者もいます。このような患者から、効率的に話を聞き出し、診察をするには、どうすればよいのでしょうか。

　1つ目のテクニックは、「そんなことを言ってもね」などと言葉でさえぎるのではなく、小さな動作で示すことです。椅子の向きを変えて患者の顔をのぞき込んだり、患者の目をじっと見つめたりして、「ちょっと待って」というサインを送りましょう。

　すると患者は、「先生も言いたいことがあるんだな」と気付いて言葉を止めます。そのタイミングで「あなたのおっしゃることはよく分かりました。それについてですが…」と、相手の言い分を認めた上で、発言権を自分に移動させるのです。これが上手にできると、相手に「さえぎられた」と思わせずに済みます。

　2つ目のテクニックは、相手の話の途中で、うなずきと相づちを上手にはさむことです。こうした動作のことを「言語調整動作」と呼びます。言語調整動作は、相手の発言を促進したり、逆に止めたりするための動作の総称です。

　患者は「胸が苦しい」「目が痛い」など様々な訴えで受診しますが、そのすべてに対して「それは大変、困りましたね」と返す必要はありません。アイコンタクトを保ったまま、首を小さく縦に振って、きちんと理解したということを伝えれば十分です。そして時折、「なるほど、それはつらかったですね」といった言葉をはさみましょう。

　医師は忙しいこともあって、つい「ふむふむ」で済ませてしまうの

ですが、同じ相づちを同じタイミングで返すことは、オートマトン（自動操縦）と呼ばれ、避けるべきです。オートマトンの相づちが返ってくると、患者は「この先生は、本気で聞いてくれていない」と感じてしまうからです。

　相づちの表現は、できれば毎回、違う言葉を用いましょう。「そうですか」と言ったり、「ふむふむ」と言ったり、あるいは「そうだったんですね、大変だ」と驚いて見せたりなどと、幾つかの言い回しを用意しておきましょう。これは、患者に「医師にきちんと聞いてもらえている」という安心感を与える効果があります。言語調整動作は、ワンパターンに陥らず、バラエティーを持たせることが重要なのです。

　例えば、患者が「目の中に何か変なものが見える」と訴えたとしたら、「例えばどんな形ですか」と続けてみます。すると患者は、「ギザギザした雲のような形です」などと、先ほどより詳しく答えてくれるでしょう。すると会話がつながって、医師は患者からより詳細な情報を得られるのです。

患者の主訴を整理する

　3つ目のテクニックとして、精神的な問題を抱えている人たちのカウンセリング技法として用いられる「主訴の整理・確認」を挙げておきましょう。これは、患者に「医師にきちんと話を聞いてもらえている」と思わせ、安心感を与えます。

　患者の訴えが多岐にわたる場合、医師は、ただうなずくだけで終わるのではなく、「そうすると、主に3つのお悩みがあるのですね。1番目は…」などと、患者に代わって整理してあげましょう。こうした場合、患者は自分の頭の中が整理されていないことが多いので、医師が整理してくれると、安心、納得につながります。そこで、「では、この3つを解決するために、こういう治療をしましょう」と、次のステッ

プに持ち込むのです。

　程よい相づちを入れずに「かぶせ発言」でさえぎったり、ダラダラ続く話を整理せずに聞き流していたりすると、医師の側にも患者の混乱が伝わってしまい、診察がスムーズに進みません。患者の主訴を整理し、確認することは、患者はもちろん、医師にとっても重要なプロセスなのです。

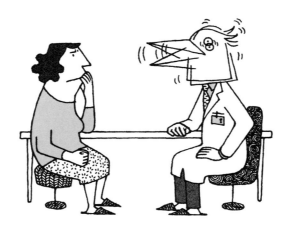

Today's Summary

1. 患者の話を途中でさえぎる「かぶせ発言」は避けましょう。

2. 適切な相づちやうなずきが、患者に安心感を与えます。

3. 患者の主訴を整理・確認しながら話を進めると、患者の信頼が得られます。

04 患者に共感を示そう③

話の長い患者への対応法

Q 朝一番で来た女性の患者さんが、めまいがするというので、どんなめまいか聞いたのですが、まったく要領を得ません。それどころか、的外れなことを延々と話し続けるのです。病気と関係のない患者さんの長話を、うまくさえぎる方法はありませんか？ （30代、耳鼻科勤務医K）

A こちらの質問に対して的外れな受け答えをしたり、ダラダラとよもやま話をする患者に対して、内心困っている医師は多いようです。

これには良い対処法があります。米国で発表された「受け継ぎの原則（study of interruption）」に関連するものです。

受け継ぎの原則とは、2者の対話の場面で、上位の者は下位の者から発言権を奪いやすく、逆に、下位は上位から発言権を奪いにくいことを指します。例えば会社でも、上司が話している最中に、部下は「ところで…」と切り出しにくいですよね。

● いきなり中断するのは逆効果

受け継ぎの原理から考えると、医師は一般的には上位者として、

患者から簡単に発言権を奪えそうなものです。しかし、現実にはM医師のように、それがなかなか難しいのです。

　というのも、医師が強引に話をさえぎると、場合によっては両者の意思疎通ができなくなり、大きな問題に発展しかねないからです。

　患者としては、医師にしっかり話をして、よく理解してもらいたいのですが、いかんせん、言いたいことがうまくまとまらず、雑談に流れてしまうことが少なくありません。そのような場合、上位者である医師はどうすればよいでしょうか。

　最も直接的なのは、「話はそれくらいにしてください」と中断することですが、これはあまり得策ではありません。パフォーマンス学ではこのような場合、まずは小さな動作から、徐々に大きな動作で、相手にシグナルを送るのが望ましいと考えます。

　例えば、少しまばたきを増やして「もういいですよ」というシグナルを送ったり、体を前に何回か揺らしたりしながら、「聞きましたよ、分かりましたよ」と知らせるのです。そして最後に、「お話しされたことをまとめてみましょうか」と持ちかけます。その際、
①「適応的無意識」（2秒で相手を判断するとっさの能力）を駆使する
②患者に共感する
③患者の話を整理する──の3つがポイントになります。

はじめの2秒がカギ

　具体的な事例で考えてみましょう。トラックが向こうからあなたを目掛けて走ってきました。避けなければひかれるかもしれません。その瞬間、あなたは安全な方向に身を避けるでしょう。自分の周囲にある情報がほんのわずかしかなくても、「右側に避ければいい」、

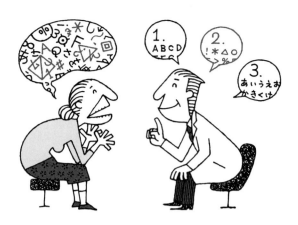

あるいは「左だ」と選択するわけです。一瞬のうちに状況や目の前の人を判断する力、それが「適応的無意識」です。

ここ数年、米国の心理学会では、何人かの心理学者たちが実験を繰り返しています。その中で分かってきたことは、適応性無意識力を発揮するには、2秒あれば十分だということです。

従って、医師としては、患者さんが診察室に入って話し始めた時の、最初の2秒が肝心です。この人は話が長そうだ、説明が長引くかもしれないと、一瞬のうちにしっかり患者の顔を見て判断しましょう。同じ話題を何度も繰り返す、あるいは家族をめぐるよもやま話が尽きなさそうだと思ったら、まずここで用心しましょう。

そして、話の途中では、相手の話を決して無視せず、十分に共感する態度を示します。「なるほど、目が回るのですね」「それは大変ですね」といった声を掛けるだけでもいいのです。医師が共感してくれているということが分かれば、患者はある程度の満足を得ます。

その上で、「ちょっとお話をまとめてみましょう」と割り込みましょう。「あなたのおっしゃっていることは、これとこれですね」と整理するのです。これが的を射ていれば、患者はとても安心します。「そうなんです、先生」と、長い話も終わるはずです。

患者に不満を残さない

　医療機関に関するある調査によれば、実際に患者が医師に対して望む診察時間は「10分以上」だそうです。10分きっちりで、これらすべてを満足に終わらせることができれば、それほど素晴らしいことはありません。

　それなのに、医師が患者の話を、この人は話が長引くかもしれないという用心をせずに聞き始め、いよいよ長くなってきたところで、「ああ、もううんざり」という顔でろくに共感も示さず、さらに、患者の話をまとめずに強引にさえぎったとしたら…。患者には「医師に十分に話を聞いてもらえなかった」という不満だけが残るでしょう。

　そうではなく、先に述べた「受け継ぎの原則」をパフォーマンス学のスキルで裏付けつつ実行し、患者の話を切り上げるよう心掛けてください。これがきちんとできれば、患者に不満は一切残りません。診察も効率よく進みますから、ぜひ一度、試してみることをお勧めします。

TODAY'S SUMMARY

1. 2秒で相手をとっさに判断する
「適応的無意識」を磨きましょう。

2. 患者の話には十分に共感する姿勢を。

3. 患者に代わって話をまとめるという
割り込み法も効果的です。

04 患者に共感を示そう④

プライドの高すぎる患者への接し方

Q 難聴を訴えて受診した患者に対し、入院して精密検査を受けることを提案すると、いきなり「先生は名医と評判だから来たのに、どうしてすぐに治せないんですか!」と高圧的な態度で言われてしまいました。このようなタイプの患者に、医師はどう接すればよいのでしょうか?

（30代、大学病院耳鼻科勤務医J）

A 著名な経営コンサルタントであるというこの患者は、「突然ひどい耳鳴りを感じ、居ても立ってもいられない」と訴えて、予約なしで受診しました。J医師は診察後、「可能であれば、1週間くらい入院していただき、きちんと原因を調べた方がいいと思います」と伝えました。

J医師としては、この患者は多忙で、いつも頭から仕事のことが離れないだろうから、この際、入院して徹底的に調べた方がいいだろうと、むしろ気を使って提案したのです。にもかかわらず、患者の返答が「すぐに治せないんですか!」だったので、不快に感じたと言います。

しかも、その時の患者は、あごをしゃくり上げ、鼻孔を膨らませ、

顔を少し上斜めに持ち上げて、まるで医師を上から見下すようだったとのこと。Ｊ医師は、患者からこのような態度で話をされたのも初めてだったので、余計に戸惑ってしまったのでしょう。

● プライドは一瞬の表情に出る

　おそらくこの患者は、自分の仕事が社会的に高い評価を受けているため、プライドを持って仕事をしているのでしょう。このような自信家であっても多くの場合、専門家である医師の前では、一歩へりくだった話し方や顔つきをするものです。しかし、一部にはこの患者のように、自分の「自尊欲求」を抑えられない人がいます。

　そんな人は言葉遣いや話し方で分かりますが、表情にも共通する特徴があります。例えば話をする時は、あごをやや上方にしゃくり上げ、鼻孔に力を入れて膨らませます。医師と話す時は上まぶたが下がり、目が細くなりますが、眠くなった時のように自然に細くなるのではなく、上まぶたがかぶさっているのに下まぶたにもグイッと力が入り、はたから見ると、何だか下まぶたがちょっと膨らんだように見えます。

　Ｊ医師の患者は、まさに典型例。多忙な生活を送っていることが自慢と自信になっており、だからこそ、「入院」という言葉を聞くやい

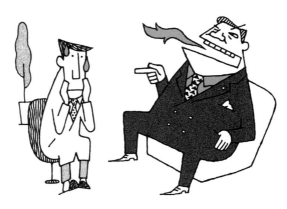

なや、強烈な拒否反応を示したのです。こうした反応は、J医師には予想外であったに違いありません。

　プライドの高すぎる患者は、どの医療機関にも時折受診するものです。しかし、医師が、患者の高圧的な態度からネガティブな印象を抱いてしまっては、そもそも患者との良好なコミュニケーションは成り立ちませんし、その後の診療にもかかわります。

● 患者の価値を認める一言を

　パフォーマンス学の観点からは、対策は3つあります。

　1つ目は、相手の性格を見極めることです。患者が診察室に入ってきた時の顔の動きや表情から、「プライドが高そうだ」と気付くことが、まず大切です。

　カルテの確認などに忙しくて、患者が椅子に座ってこちらの顔を見るまで、患者の顔をよく見ない医師がいますが、それではこの見極めはできません。あごが上がり気味になっていないか、椅子に座る時に見下すような目つきになっていないかを、素早くチェックすることを習慣付けておくべきです。

　2つ目は、もしもあまりにもプライドが高い患者であれば、話を医学的なことに限定することです。「あなたの症状の原因は○○と思われます。精密検査のために1週間程度の入院が必要ですから、お帰りの際に手続きをお願いします。部屋の条件など詳細は、担当者から説明させます。ご質問があれば何でもおっしゃってください」などと、医学的なこと以外は、医師自身は細かなことまで説明しないことをお勧めします。

　一般的に、プライドが高すぎる人は、自分の「承認欲求」や「自己顕示欲求」が、相手の言動によってすぐに満たされることが少ないので、長い説明を受けても不満が残りがちです。不満がある状

態で医師の話を聞くため、つい疑いや批判の気持ちが表情に出て
しまいます。その結果、対応する医師も、不愉快になってしまうの
です。話が長くなると、どうしてもこうなる機会が増えてしまうので、
短く切り上げましょう。

　さらに、患者の高圧的な態度は、医師以外の職員に向けられる
こともありますから、医師は、対応した職員を後でねぎらうなど、
フォローを忘れてはいけません。

　3つ目の対策は、もし医師の側に時間的な余裕があり、さらに、
大して心理的ストレスにもなりそうにないと感じるなら、患者の価
値を認めるような一言を掛けてあげることです。患者は、医師の一
言で、実に単純に喜んでくれるものです。「あなたは経営コンサルタ
ントをなさっていて、大変お忙しいと思いますが、二度と耳鳴りで
悩まなくても済むように、何とか入院の日程が工面できればいいで
すね」などという具合です。

　この3つを守れば、医師自身が不快な思いを抱くことが減り、余
分なストレスを回避できるでしょう。

TODAY'S SUMMARY

1. 患者が診察室に入ってきたら、表情などから
　　プライドの高さを見極めましょう。

2. プライドの高い患者には、専門的な説明に
　　限定するのが得策です。

3. 患者のプライドを満足させる
　　一言を掛けてあげましょう。

04 患者に共感を示そう⑤

患者の不幸への
共感の示し方

Q 長年診察している患者から、「先生の説明には情がこもっていない」と言われました。数週間前に彼女の親友が亡くなったことが関係しているかもしれません。どのように慰めの言葉をかければよかったのでしょうか？

（60代、婦人科開業医Y）

A 実はこの患者は、私の主宰する講座の卒業生。独身を貫き、商社の役員秘書として定年まで働いた彼女は、現在61歳です。Y医師の診療所でホルモン補充療法（HRT）を受けており、もうすぐ10年になります。

Y医師は、患者からの評判もいいベテランの医師です。そのY医師に対して、患者が「情がこもっていない」と言うに至った事情が、どうにものみ込めなかった私は、直接彼女から話を聞くことにしました。

●「100人に1人」に傷つく

彼女の話によれば、亡くなった親友は2歳年上で、とても頼りにしていたそうです。その親友が、乳癌の再発のため、治療もむなしく亡

くなってしまいました。

　親友の死に深く落ち込み、生きる気力まで失いかけたちょうどその頃、彼女は新聞でHRTのリスクについての記事を読みました。「自分も10年近くHRTを受けているから、乳癌になるかもしれない」と不安になり、Y医師を訪ねたのでした。

　彼女はY医師に、親友が乳癌で亡くなったことや、HRTを続けている自分も乳癌になりはしないか心配だということを、遠慮がちに話しました。主治医であるY医師が気を悪くしないように、彼女なりに気を使って、恐る恐る切り出したのです。

　ところがY医師は、話を最後まで聞くか聞かないかのタイミングで、「何を言っているのですか。HRTで乳癌になるなんて、1年当たり100人に1人もいません。交通事故のようなものですよ」と即答しました。

　Y医師の「100人に1人」という表現に、彼女はいたく傷つきました。たとえ100人に1人に至らないほどまれであっても、乳癌は親友を死に追いやった恐ろしい病気なのです。そう思うと、自分でも意外なほど感情がたかぶってしまい、「先生、もう少し情のこもった話し方をしてくれてもいいのではないでしょうか。結局先生は、患者の気持ちなんてどうだっていいんですね！」と言ってしまったのです。

　彼女は、医師の言葉の揚げ足を取ってクレームを付けるような人ではありません。ただ、「100人に1人」という表現を使ったY医師の本性は「冷たい」と直感的に感じました。そして、これまでY医師の下でHRTを続けてきたけれど、病院を変えた方がよいのではないかとまで思うようになったそうです。

● 「大変でしたね」の一言を

　もし私が彼女の立場でも、同じように感じたかもしれません。医

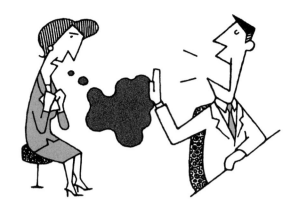

　学的には「100人に1人もいない」ことが正しかったとしても、もし自分が乳癌になったら、自分にとっては1％以下どころではなく、100％です。
　1日に何人もの患者を診ている医師は、どうしてもそのことを忘れがちになるのではないでしょうか。だから、「100人に1人」という言葉が何気なく出てきてしまったのでしょう。その前にY医師が、「親友を亡くされて、さぞ悲しかったでしょう。HRTを続けているご自身も、もしかしたら乳癌にかかるかもしれないと、ご心配なのですね」と、共感の言葉を掛けていればよかったのに、と思います。
　医師が多忙であるのは間違いありません。そのため、患者の身に起こった不幸にいちいち共感したり、内心では共感していたとしても、それを言葉に出したりする時間的余裕がないのが現実でしょう。「忙しくて、とても患者一人ひとりの話に付き合っていられない」という声を、何人もの医師から聞いたことがあります。
　では、どうすればよいのでしょうか。パフォーマンス学の観点から解決策をお教えしましょう。それは、
①たとえ短い時間でも、患者の目を見ながら話を聞く
②「大変でしたね、分かりますよ」と一言声を掛ける

③その余裕もなければ、別の医師が患者の話をじっくり聞く仕組み
をつくる——の3つです。

患者と医師の両方からコミュニケーション不足の問題を相談され
ている私は、この3つの解決策にある程度の自信があります。

私の友人の開業医は、3番目の解決策を取り入れています。彼は
あまりにも多忙なため、患者の話をすべてしっかり聞く時間が取れ
ません。そこで、ゆっくり話を聞いた方がよさそうな患者は、曜日を
決めて、別の医師に面談してもらうようにしています。患者の話を聞
いた医師から、後で要旨を報告してもらい、次の診察日に「○○の
ことは大変でしたね」などと声を掛けるようにすると、患者も満足し
てくれるそうです。

他人の意見に共感することを、英語でempathyと言います。ここ
でpathyとは波長という意味です。相手と波長を合わせる、つまり、
その患者が実際に味わったつらい気持ちを、その情景を頭の中に
浮かべながら、「さぞつらかったろう、寂しかったろう」と心の底から
思うことが、本当の共感なのです。

Today's Summary

1. 共感を示す第一歩は、患者の目を見ながら
　　話を聞くことです。

2. つらい経験をした患者には、
　　「大変でしたね」の一言を。

3. 多忙な場合、別の医師が患者の話を
　　聞く仕組みも効果的です。

04 患者に共感を示そう⑥

患者を「クレーマー」にさせない一言

Q 肥満で飲酒量が多く、肝機能障害のある女性患者が、風邪をひいて受診しました。診察の終了間際に「もう少し痩せた方がいいですよ」と話したところ、後でその患者から「風邪の治療をしてもらいに行ったのに、太っていると侮辱された」との手紙が院長に届きました。身勝手なクレームとしか思えません。　　　　　　　　　　　（40代、内科勤務医Ｂ）

A 「痩せた方がいいですよ」というＢ医師のアドバイス自体に誤りはないのに、患者はなぜ、院長に手紙を送るという行動に出たのでしょうか。

　問題は、Ｂ医師に、患者が肥満や飲みすぎに至った背景に配慮した一言がなかったことに尽きます。この患者にとって肥満とは、長年の悩みの種かもしれませんし、他の悩みが原因で肥満に至ったのかもしれないからです。

　家庭や職場に不満があるため食べずにいられなくなり、体重が増えてしまう。女性にとって、他人から「太りすぎ」とか「デブ」だと言われると非常に傷つきますから、その傷ついた心を紛らわせるために、さらにアルコールに手を伸ばす。こうした悪循環から抜け出

せない人は、決して珍しくありません。

　B医師がこの女性患者に対して、「まず、風邪をしっかり治しましょう。ところで、他に体のことで気になることはありませんか」と話した後で、肥満の話に持っていったならば、「侮辱された」という反応にはならなかったはずです。

深酒の元をたどってみると…

　実は私にも、B医師と同じような経験があります。私の友人であり、人材教育研修の講師をしている女性は、かつて重症のアルコール依存症でした。ひどい時は「寝室のある2階から1階に下りるのが怖い」「道路を歩いていると、電柱が自分に向かってくるような気がする」などと、支離滅裂なことを言っていました。

　その女性は、自宅にいる間はほとんど常に飲酒しているため、時間の感覚が狂っていました。夜中の1時や2時に、私に限らず何人かの友人に電話をかけて長話をすることがしばしばあり、職場内でも苦情が出ていたそうです。

　そこである時、当の女性に「とにかくあなたはお酒を減らすこと。お酒が飲みたくなったらグッと我慢して、ハーブティーでも飲んで早く寝た方がいいわよ」と、ややきつい調子でアドバイスしました。ところがそう言った途端、彼女はワッと泣き出し、私に抱きついてきて、思いがけないことを話し始めたのです。

　彼女の夫は、有名な大企業のエリートサラリーマンで、生活には何の不自由もしていません。しかし、ここ数年間の心身の不調（おそらく更年期障害と思われる）が夫に理解されていないらしく、小言を言われたり、時には大声で叱られたりするとのこと。「アルコール以外のどこに逃げ道があるのですか！」と、逆に言われてしまいました。

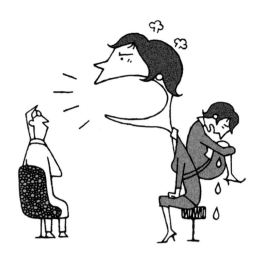

　この女性の場合、飲酒量は多かったものの痩せており、私はそのこともが気掛かりでした。夫に叱られるせいで食欲がわかず、お酒だけを飲んで紛らわせているに違いないと思い至りました。そこで、プロのカウンセラーでもある私は、家庭の事情を話してもらうことにしました。

　何度か話を聞くうちに、彼女が飲酒を重ねる原因は、夫に対する口に出せない不満に加えて、自分が夫によく思われていないことへの不満にあることが分かってきました。

　そのことに彼女自身が気付いた時、彼女は自然にお酒をやめました。私も彼女の夫宛に、「せんえつながら」という一行を添えて彼女の思いを代弁する手紙を書き、側面から援助しました。

　その後、彼女はアルコール依存症を克服しました。今では、私が忙しくて困った時にはすぐに飛んできてくれます。

● クレームの裏にある真の問題

　おそらく、B医師が診察した女性患者も、クレームの手紙を書くに至った裏に何かがあったのではないでしょうか。かなりの肥満で、かつお酒をやめられないということは、この患者にとってうれしいは

ずがありません。風邪をひいたのは病院に来るための口実で、実は医師に何らかの助けを求めたい気持ちだった可能性もあります。

　糖尿病の治療を専門とするＢ医師が、風邪をひいたという患者に対して、単に風邪薬を処方するだけではなく、肥満や飲酒についても注意したくなる気持ちは分かります。ですがその前に、「いつも忙しそうで大変ですね。少し疲れているようにお見受けしますが、以前と変わったことはありませんか。飲んだり食べたりする量は増えていませんか」といった言葉を掛けてほしいのです。

　医師がそう言うと、「いえ、大したことはありません」と、自分で問題を解決できる患者もいます。一方で、「実は先生…」と、なぜ自分が飲みすぎてしまうのかを話し始める患者もいるでしょう。こうしたやりとりができれば、患者は医師を信頼できるようになりますし、お互いにざっくばらんに話し合える仲になります。

　ビジネスの世界には「The claimer is the customer.（クレーマーこそが真のお客様である）」という言葉があります。医療の世界でも、同じことが言えると思います。

TODAY'S SUMMARY

1. 患者は、自ら訴える症状のためだけに
   来院しているとは限りません。

2. 患者の訴えの裏にある背景にも
   気を配りましょう。

3. まず一言、患者の事情に同調した言葉を
   掛けましょう。

04 患者に共感を示そう⑦

良性なのに「癌だ！」と大騒ぎする患者

Q　84歳の女性患者Tさんのことで相談があります。肝癌と卵巣癌で二人の友人を亡くしたばかりの彼女が、当院の人間ドックを受診しました。結果、膵臓に嚢胞が、子宮に筋腫が見つかりました。どちらも良性でしたが、悪性化する可能性もあり、今後経過観察をすることで納得してもらいました。

　しかし、Tさんは帰宅後、「癌が見つかった。もう長くはない」と家族や知人に話し大騒ぎをしたそうです。心配になった娘さんからの連絡で判明しました。私の説明には「良性ですね。よかったです」と話していたので、とても驚きました。Tさんの言動をどう考えればいいでしょうか。

（40代、人間ドック担当医A）

A　人間ドック担当のこのA医師は、医療関係者のパフォーマンスについて時々情報交換をさせていただいているベテラン医です。診断にミスはなく、ドック受診者への説明も適切だったとしたら、いったいどこに問題があったと考えればいいのでしょう。

　そこで、Tさんとの会話の内容やその後のいきさつを聞いてみると、彼女の心理的特徴が今回の問題を引き起こしたことが分かっ

てきました。高齢の患者に生じやすい「依存欲求」がそれです。

家族関係の中で生じた「依存欲求」

説明当日のＡ医師とＴさんとのやりとりは以下のようでした。

「膵臓の囊胞は今は良性と考えられます。ただまれに癌に移行することもありますから、半年に１回くらいの割合でフォローアップの検査をしていきましょうね。子宮筋腫も細胞診の結果待ちですが、良性と考えられます。こちらも経過観察で十分だと思います」。

Ｔさんは、特に動揺した風でもなく、「はい分かりました。これからもよろしくお願いします」と納得し、帰路についたとのことでした。

ところが、帰宅するやいなやＴさんは、家族に「膵臓癌になる！子宮筋腫は全摘しないとダメと言われた！」と騒ぎ立て、親戚や知人にも電話をかけ始めました。家族が「本当なの？」と問いただすと、「病院に行って先生の話を聞けば分かる」の一点張り。困った娘さんが病院を訪れ、Ａ医師と話して実際の病状を知った次第です。

Ａ医師は娘さんに「では今度、Ｔさんと一緒に病院に来てください。もう少し詳しい説明を、Ｔさんとご家族が一緒の時にすれば、もう大騒ぎしないでしょう」と伝えました。しかし、翌日、娘さんから「本人は家族同伴はイヤだと言っている」と連絡が入りました。

本人にも家族にもきちんと説明はしたのでＡ医師に落ち度はありません。しかし、果たしてＴさんと家族をこのまま放っておいていいものか…。Ａ医師は困ってしまいました。「Ｔさん自身、現時点で心配する病状ではないと分かっているはずなのに、周囲には必要以上に大げさに吹聴してしまうようです。何かよい対処法はないでしょうか」というのが、Ａ医師の相談内容でした。

高齢者は、①身体の機能低下②稼働能力の低下③孤立・孤独、④喪失体験の増加⑤没頭できることの減少⑥死への不安──と

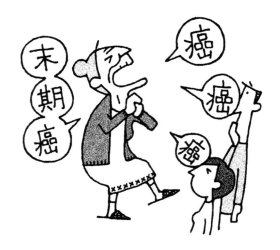

いった要因をベースに、心(精神状態)の老化も来すようになります。これに病気や体調悪化が加わると、Aさんのように「依存欲求」が頭をもたげ、強まってきます。「いつも自分に注意を向けてくれることを求める」(愛情希求)ようになり、「誰か手助けしてくれる人を求める」依存行動(いわゆる甘え)が顕著になってきます。

　Tさんの場合は、それまでの生活の中でも家族がTさんに無関心であり、愛情不足を感じていたとみられます(ただこれはあくまでもTさんの主観です。家族は「いつも気にかけていた」と話すかもしれません)。そこに人間ドックで病気が見つかり、依存欲求が強まり、大騒ぎにつながったのでしょう。家族同伴の説明を拒否するのも、本当は家族に病気のことを知ってもらい、軽症ながらも、「大変だね」と言ってもらいたい気持ちの裏返しと見ることができます。

● 病弱な高齢患者に対して打つ手

　患者さんの行動が依存欲求から来ているとすると、家族や医師が打つべき手も明確になってきます。

　「愛情希求」は満たされないと、どんどん増殖して大きくなります。結果として、恨みや怒りに変わる場合もあります。家族には、「Tさん

には、ご家族からもっと気に掛けてほしい、という気持ちがあるのです。ご家族の皆さんはちゃんと心配していると思っていても、ご本人が不満であるのは、この年齢だとよくみられるケースです。こまめに声をかけ、いたわりの言葉をできるだけ口に出すようにしてみてください」とアドバイスしましょう。

　一方、医師側も今後、Tさんとの対応には気を付けるべき点があります。依存欲求が高い患者は、医師や医療機関に対しても必要以上の要求をしてくる場合があります。それが実現されないと、クレーマーと化し、医師や病院の悪口を言われるリスクも出てきます。

　それを防ぐために、一度だけでいいので十分な診療時間を取って、Tさんに自分の「物語」を語らせることをお勧めします。いわゆる「傾聴」の一手法です。

　年若い医師に、自分の気持ちや考えを物語って「教えてあげた」と感じることは、患者の誇りと自尊欲求を満たし、医師から愛情をかけられた気持ちになります。「あなたのことを心配している」という医師側の気持ちが伝われば、Tさんはきっと満足するはずです。

TODAY'S SUMMARY

1. 高齢患者の中には、家族関係などを背景に、依存欲求が極度に高い人がいます。

2. そうした患者は問題行動を起こしたり、クレーマーとなるリスクがあります。

3. 依存欲求が高い患者には、診療時間を長めに取って本人の「物語」を語らせることで、効果が得られる場合があります。

05 プラスアルファのパフォーマンス

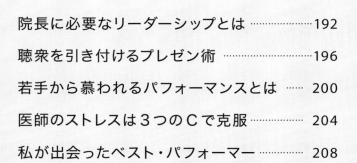

院長に必要なリーダーシップとは ……………192

聴衆を引き付けるプレゼン術 ……………196

若手から慕われるパフォーマンスとは …… 200

医師のストレスは3つのCで克服 ……………204

私が出会ったベスト・パフォーマー ………… 208

05 プラスアルファのパフォーマンス①

院長に必要な
リーダーシップとは

Q 診療所が軌道に乗ってきた頃に、中心的役割を担ってきた看護師が突然辞めてしまい、スタッフをまとめるのは難しいと実感しました。スタッフが心を合わせて仕事をしてくれるために、院長はどうすればよいのでしょうか?

（40代、耳鼻科開業医T）

A スタッフが突然辞めるという事態は、診療所の院長としては、何としても避けたいところです。

T医師の診療所では、スタッフのために1泊2日の研修会を企画したり、スタッフの誕生日にはサプライズ・パーティーを開いたりして、開業当初はなかなかいい雰囲気でした。しかし、開業後1年が経過し、患者も増えて忙しくなってくると、こうした交流の機会はいつの間にか途絶えてしまいました。

どうやらこのあたりから、スタッフの間には、これまでとは違った"空気"が流れ始めていたのでしょう。しかし、T医師は診療に専念するあまり、スタッフの変化に気付きませんでした。そこに起こったのが、頼りにしていた看護師の辞職。T医師にとっては、まさに「寝耳に水」の出来事でした。

192

● サーバント・リーダーシップ

　私がＴ医師にお伝えしたのは、まず、「チームプレー」を重視するということです。

　このことは、パフォーマンス学を世界で初めて提唱した米国の社会心理学者、アーヴィング・ゴッフマンも言っています。彼は「すべての私たちの日常はチームプレーから成り立つ。主役がいい演技をしても、脇役がそれと同じベクトルの演技をしなければ、すべての演技が完全に壊れてしまう」と指摘しました。

　これは、診療所経営にも当てはまります。受付にゴミが落ちていたり、玄関にスリッパが乱雑に置いてあったり、会計スタッフが仏頂面だったりすれば、たとえ医師の腕がよくても、患者はマイナスの印象を持ち、すべてが帳消しになってしまうのです。

　次に重要なのが「サーバント・リーダーシップ」。医師という仕事にピタリと当てはまる言葉です。

　サーバント・リーダーシップについて言い始めたのは、米国ＡＴ＆Ｔ社のロバート・Ｋ・グリーンリーフで、1900年代初めごろのことです。グリーンリーフは、「リーダーは"上から"強引に命令して全体をコントロールするのではなく、まず自分が社会に仕える者として奉仕の姿勢を示すべきである」と述べ、その延長線上として、自分の部下に対しても、強引に引っ張るというより、共に歩む姿勢を示すべきだと説きました。

　Ｔ医師の立場に当てはめると、①院長は、集団全体をリードするという強いイニシアチブを持つ②院長は、大きな夢、ビジョンを持つ③院長は、部下への傾聴と理解を忘れない④院長は、明確な言葉で指示を伝え、想像力を持って会話する⑤院長は、説得上手である――となるでしょう。

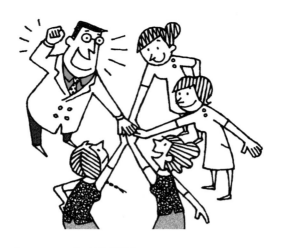

● ミッションを明確に

　製造業などではよく「今月の売り上げ○億円」などと目標を立てて、チームのやる気を高めます。しかし、この方法は医師には似合いません。

　診療所の経営状況にかかわりなく、スタッフを引っ張っていくために、医師は常に「何のために仕事をしているのか」というビジョンを体現する必要があります。つまり、「この仕事は社会に貢献しているのだ」ということを、日々、スタッフに言葉や態度で伝えるべきなのです。

　パフォーマンス学の視点からは、診療所経営でサーバント・リーダーシップを発揮することは、①医師として「社会に仕えている」というミッションを明確にする②そのことをよく伝え、スタッフと共有する③最初から明るい人を採用する——という3つの行動につながります。

　ここで、③については若干説明が必要でしょう。「明るい」人とは、面接などでの受け答えがはきはきしていて、活気にあふれ、いつもニコニコしている人のことです。面接時に無口で暗い顔をしている人が、これからもずっと暗いかというと、必ずしもそうではありませ

ん。私が行った実験によれば、心理テストで内向的と判断された人でも、6～8週間のトレーニングを行うと表情が明るくなります。その時点で心理テストを再度行うと、外向性が増していました。

しかし、それには時間がかかります。開業医は毎日が勝負です。3カ月先にスタッフが明るくなってくれればいいや、と思っている間に、患者からクレームが来るかもしれませんし、最悪の場合、患者が減ってしまうかもしれないのです。

ほとんどの開業医にとって、スタッフをゆっくり教育するだけの時間はなかなか取れないでしょう。ならば、採用時の面接を大切にして、最初から明るい人を採用することです。その上で、院長である医師がサーバント・リーダーシップを発揮すれば、診療所全体が生き生きとし始めます。

新たに看護師を採用する際、T医師は私のアドバイスをよく守ってくださいました。T医師が「チームプレー」と「サーバント・リーダーシップ」を実践した結果、1年後の現在、診療所の評判は着実に上がっています。

TODAY'S SUMMARY

1. 院長は「医療は社会に奉仕する仕事だ」
ということを態度で示しましょう。

2. 自院のミッションを明確にし、
それをしっかり伝えましょう。

3. スタッフには、最初から明るい人を
採用しましょう。

05 プラスアルファのパフォーマンス②

聴衆を引き付ける
プレゼン術

Q 先日、市民講演会で糖尿病について講演する機会がありました。内容には自信があったのですが、客席の最前列でうたた寝をしている人を見つけて大ショック。どうすれば聞き手をそらさない話ができるのでしょうか？

（30代、大学病院勤務医F）

A 私はこれまで何度も、医師が集まる学会や講演会に呼ばれたことがあります。ですが正直なところ、医師のプレゼンテーションにはがっかりさせられることが少なくありません。そこでパフォーマンス学の立場から、医師が講演会で上手に話をするための秘訣をお伝えします。

まず覚えておいていただきたいのは、どんな講演会でも、聞き手には「その話を聞かない権利」があるということです。たとえぜひ聞きたいと思って会場に入ったとしても、演者がぼそぼそと、ほとんど聞き取れないような声でしゃべっていたり、壇上の姿勢が悪かったりすると、聞き手は次第に聞く意欲を失ってしまいます。そして、講演後のアンケートに「よく聞き取れなかった」「面白くなかった」というコメントが記されるのです。

話す速度は１分間に２６６文字

　医師対象のプレゼン術の研修会などで、私がいつも強調するのは、

① サブスタンス（substance）とスタイル（style）の両方を備える

②１分間に２６６文字のスピードで

③ 何よりもアイコンタクトを大切に

④ ポスチャー（姿勢）もものをいう――の４点です。

　１番目のサブスタンスとスタイルについては、説明が必要でしょう。2004年の米国民主党大会で、さっそうと演壇に上がって「チェンジ」を唱え、比類なきインパクトの演説で全米を興奮の嵐に巻き込んだのが、第44代大統領に就任したバラク・オバマ氏でした。その時の彼の演説を評して、厳しいことで有名なあのコリン・パウエル氏が「彼には大統領としての素晴らしいサブスタンスとスタイルがある」と言ったのだそうです。ここでサブスタンスとは実体、スタイルとは表現術を指しています。

　優れたリーダーは常に、実体が素晴らしいと同時に、それを表現する手法を知っています。医師の方々も、発表原稿が出来上がったら、すぐにその表現スタイル、つまりパフォーマンスまで考えながら、リハーサルをしていただきたいのです。

　２番目は話すスピードについて。私の30年間にわたるパフォーマンス学の実験データでは、平均的なスピーチで聞き取りやすいとされるスピードは、漢字と平仮名が程よく混じっている平均的な日本語の文章で、1分間に266文字です。10分間の学会発表であれば、2660文字話せることになります。

　講演原稿ができたら、まず文字数を数えましょう。そして、自分の持ち時間の長さに応じて、追加や削除を行います。実際の会場で

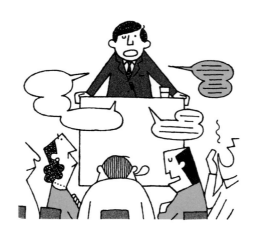

は、相手の反応に応じて、話す速度が多少変わることも想定しておきましょう。

　講演のポイントをできる限り絞り込むことも必要です。POS（point of suggestion）の絞り込みは発表の肝です。講演の後で、聞き手がポイントをほとんど記憶できないようでは、プレゼンテーションは失敗といえます。訴えたいことが多数ある場合は、早い段階で「本日の講演は次の3点がポイントです」と、その数を明言してしまいましょう。

● 聴衆にくまなく視線を届ける

　3番目のポイントはアイコンタクトです。講演や学会発表ではパワーポイントが全盛ですが、スクリーンばかりを見て聴衆を見ないと、聞き手の反応がキャッチできず、ただマイペースで話を続けることになります。ふと気が付くと、居眠りをしている人が多かったという経験をしたことがある人もいるでしょう。

　会場には多くの聴衆がいるので、十分なアイコンタクトを保つには、会場が横に広ければ、視線を左右に均等に振る必要があります。縦にも長い場合には前後にも動かしましょう。

オバマ前大統領の就任演説を、ASコーディングシート（ASは佐藤綾子の頭文字で、私のオリジナルです）を用いて0.1秒単位で視線を測定したところ、オバマ前大統領は、正面を向いているのは全体の40％以下で、残りの60％以上は左右に均等に視線を向けていることが分かりました。

会場に視線を届けることを「視線のデリバリー」と言います。上手に視線をデリバリーすることは、「あの人の言うことは本当だ」という「エトス」の感情を与える効果があるのです。

最後のポイントはポスチャー（姿勢）です。背筋をピンと伸ばし、日本人の平均的身長の男性であれば歩幅60cmでさっそうと歩き、登壇しましょう。演者の自信と熱意が聴衆に伝わります。

講演中の姿勢も大事です。両腕で演台をつかんだまま発表する人がいますが、台で体を支えてもらっているように見え、自信がなく不安であるという印象を与えてしまいます。また、目的に応じて具体的な事例を示したり、結論を強調して伝えたりする場合は、アーム（腕）を上手に動かすと効果的です。

TODAY'S SUMMARY

1. プレゼンテーションには、サブスタンスとスタイルの両方が必要です。

2. 話す速度は1分間に266文字が最適です。

3. 背筋をピンと伸ばして話しましょう。

4. 聴衆とのアイコンタクトも忘れずに。

05 プラスアルファのパフォーマンス③

若手から慕われるパフォーマンスとは

Q 以前から尊敬しているK先生は、古希を迎えられたとはとても思えないほどエネルギッシュで、かつ女性らしさも失わず、私を含む多くの若手医師に慕われています。どうすればK先生のような医師になれるのでしょうか？

（20代、大学病院勤務医O）

A K先生のことは、私もよく存じ上げています。私とK先生との出会いは、今から30年近く前にさかのぼります。

　患者の気持ちをどう読み取るか、そしてそれを受けて、医師がどう自己表現していくかをテーマに、故日野原重明先生が「医療パフォーマンス学会」という名称で大きな講演会を開かれた時のことです。その学会で事務局長を務められたのが、小児科医のK先生でした。

　「医学については知識がありませんから」とためらっていた当時の私に、彼女は「これは日本中の医者にとってとても大切な課題だから、潔く引き受けて、良い講演をしてください」と、背中を押してくれました。それ以降、立場を超えた良いお付き合いが続いています。

　先日も、ある会合でK先生とご一緒し、つい話し込んでしまいま

した。今も現役の医師として活躍し、そのエネルギーは体中に満ち
あふれるよう。理想の医療を語る姿は、キラキラと輝いていました。
若い医師たちに慕われるのも当然です。

先輩のモデリング効果

　年配の医師と若手の医師が信頼し合い、お互いの知識や情報
を交換することには、素晴らしい効果があります。このことを、パ
フォーマンス学では「モデリング効果」と呼んでいます。

　医師に限らず、同業者の中でモデルになる先輩がいれば、専門
分野の知識や技術だけでなく、その表現の仕方やライフスタイルな
ど、様々なことをその人から学ぶことができます。これは後輩が先
輩から得るメリットです。

　一方、先輩も後輩から多くのメリットを得ることができます。

　自分がモデルとして尊敬と憧れの目で見られることにより、その
人に「対自効果」が生まれます。つまり、「先生、○○について教え
てください」「△△はどのようにすればよいでしょうか」などと教えを
請われたり、後輩から憧れのまなざしで見られたりする自分を意識
することで、自分自身に後輩たちの期待に沿うような自分であり続
けようという意欲がわいてくるのです。

　このことは、会話にもはっきり表れます。後輩に対して、「あなた
たちもこのようにして頑張りなさいね」と言った瞬間に、その言葉が
自分の耳と心に返ってきて、「私も頑張って、さらに前進しよう」とい
う気持ちになるわけです。

　この対自効果は、例えば人気絶頂のモデルや女優が、周囲から
「きれい！」「素敵！」と言われることにより、さらに美しさに磨きが
かかることに似ています。

　医師の場合は、より現実的なメリットもあるでしょう。医師が患

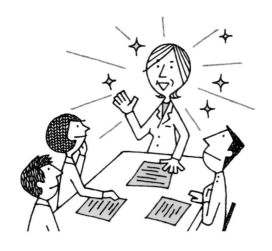

者を別の患者に紹介する場合、「この先生なら」という信頼できる人に紹介状を書くのが普通です。つまり、若手医師から慕われていると、紹介される患者も多くなるのです。

　もちろん逆もまたしかりで、年配の医師から若手の医師に対して、自分が治療した患者のフォローを頼むケースもあります。また、これはと見込んだ後輩を自分たちの研究グループに引き込んで、鍛え育てるというケースもあります。こうした世代間のパイプは、常に強く保っておきたいところです。

● 若者から最新情報を引き出す

　もう1つのメリットは、世代の違いを利用した情報収集ができるという点です。

　専門的な情報については、同世代の医師同士でも共有できるでしょうが、若い人には若い人の得意分野があります。若手医師に慕われていると、彼らが自然と役に立つ情報を運んできてくれるのです。

　例えば、最近盛んになってきたIT（情報技術）を利用した情報収集や、患者への情報提供は、若手医師が得意とする分野です。ブログやツイッターなどを活用するノウハウは、年配の医師にとって

も学ぶべき点が多いのです。

このように考えていくと、若手医師から慕われる医師像は、おのずと固まってきます。いつも前向きで、同じところにとどまっておらず、自分自身を変えていく勇気が言葉の端々に表れていること。そして、いつも心をオープンにし、若手の意見も真剣に聞く耳を持つことです。

別の視点で言えば、若手医師とのコミュニケーションに際して、上から目線で「この問題にyesかnoか、どちらかで答えなさい」というクローズド・クエスチョンではなく、気さくに「これについてどう思う?」とオープン・クエスチョンで会話ができる医師と言うこともできるでしょう。

世代によって価値観が大きく異なる時代に若手から慕われる医師であり続けるためには、医師のパフォーマンスにも特別な工夫が必要です。医療の質が問われている時代を生き抜いていくためにも、若手と上手に連携し、若手の信頼を勝ち得ることを、"先輩"医師は真剣に考えるべきなのです。

TODAY'S SUMMARY

1. 「モデリング効果」は
自分にとってもメリットあり。

2. 若手の得意分野の知識や情報を
積極的にキャッチしましょう。

3. オープン・クエスチョンで、
若手の意見を聞くことも大切です。

05 プラスアルファのパフォーマンス④

医師のストレスは
３つのＣで克服

Q 診察室で、医師は患者へのアイコンタクトやスマイルを欠かしてはならないことはよく分かっています。しかし現実には、限られた時間内に多くの患者を診なければならず、ストレスはたまる一方です。医師は、ストレスをどうやって克服すればよいのでしょうか？ （50代、医学部教授Ｔ）

....

A 勤務先の大学で、患者とのコミュニケーションの取り方について、医学生に教えているというＴ教授。学生には「患者さんの顔をしっかり見て、スマイルを交えながら、十分に時間を取って話を聞くのが大切だ」と教えているものの、自分が診察室にいる時の状況を思い浮かべると、その通りに行うのはとても無理だと感じるのだそうです。

● 診察室は時間との闘い

対話における理想的なアイコンタクトやスマイルについて、私が実験で明らかにしたところによれば、初対面の２人が対話する場合、スマイルは1分間当たり34秒以上、アイコンタクトは32秒以上をキープしていると、相手との間に良い関係が成立し、楽しく会話が進む

ことが分かっています。

　アイコンタクトやスマイルに加えて、対話に費やす時間の長さが、人間関係に影響を与えることは間違いないでしょう。前述のカナダ・トロント大学教授のウェンディ・レビンソンは、100人以上の医師をインタビューし、「患者と十分な診察時間を取って会話をしている医師は、患者から訴訟を起こされにくい」という結論を導き出しました。

　レビンソンによれば、診察時間を平均18.3分以上取っている医師は1回も訴えられず、逆に、2回以上訴えられたことのある医師は、診察時間が15分以下であったということです。T教授はこの結果を知って、「日本では、診察時間はせいぜい10分が限界なのに…」と、ガッカリしていました。

　実際、診察室での医師の仕事は多忙そのものです。患者の話を聞きながらカルテに記入（あるいは入力）し、適切な検査や薬を考え、患者に病気について説明をし、最後は励ましの言葉も…と、頭の中はフル回転しています。私が実験で行ったような、対話の前にあらかじめ心の準備をし、まずは自己紹介から始めて…というのとは、前提条件がまったく違います。

　そのため、一般的な対話の場面を基にして算出した、理想的なスマイルやアイコンタクトの長さが守れないというのはよく分かります。限られた時間の中で、患者と良好な関係を保つための努力をしつつ、生命にかかわる重要な決断をしなければならないのですから、ストレスがたまるのも当然でしょう。つまり、医師が感じるストレスの最大の原因は、この"時間との闘い"ということになります。

ストレス耐性の３つのＣ

　ここで、ストレスに関する重要な研究をご紹介しましょう。米国の心理学者であるスザンヌ・コバサの研究です。コバサによれば、スト

レスに対抗する力、言い換えればストレス耐性 (hardiness) は、①挑戦 (challenge) ②関与 (commitment) ③支配 (control)——の3つのCから成り立っています。

1つ目の「挑戦」は、今自分に起こっていることを、自分の能力に対する新しい挑戦だと思ってぶつかっていくと、思いがけない潜在能力が開花し、それが快感となって、疲れを感じない、という意味です。

2つ目の「関与」は、どんなことであっても、自分には関係ないと思うと疲れるが、自分自身に大いに関係あることだと思えば疲れにくい、という意味です。もし患者が自分の家族だったらどうするか、患者が苦しんでいる症状を解決する手段は本当にないのか——などと、患者の問題は自分自身の幸福にも関係すると考えれば、がぜん、やる気が出てきます。

3つ目の「支配」は、例えばストレスの原因が時間不足であるなら、自分は時間に追い回されていると考えるのではなく、自らが時間を支配していると考えるという意味です。与えられた10分という診察時間をどう使うかを、自分がコントロールしていると考えるのです。

挑戦する心、患者の人生における幸せは自分の幸せだと思う関与の心、さらに、どんなに忙しくても自分の時間の使い方は自分でコントロールするという心。この3つの心を常に念頭に置くと、ストレスも軽減され、自発的に患者へのスマイルやアイコンタクトを心掛けるようになります。そして、まるでスポーツ選手が新記録を打ち立てる時のようなワクワクした気持ちで、積極的に患者との間で良好な関係をつくるようになるはずです。

医師と患者のコミュニケーションが充実していれば訴訟が少ないことは、レビンソン教授のデータを持ち出すまでもなく、よく知られています。医師はやはり、このことを心のどこかにとどめておくべき

だと思います。困難な状況にあっても、特に診療の序盤、終盤では、できる限り患者とのアイコンタクトを保ち、スマイルを浮かべながら、話をするよう心掛けてください。

それができていれば、診療の中盤以降の専門的な説明の場面では、スマイルやアイコンタクトが少しくらい乏しくなっても大丈夫です。

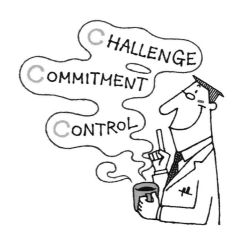

Today's Summary

1. 医師にもストレス対策が必要です。

2. 3つのC（challenge、commitment、control）を心掛けることで、ストレスを克服できます。

3. 診察の序盤と終盤では特に、スマイルとアイコンタクトを忘れずに。

05 プラスアルファのパフォーマンス⑤

私が出会った
ベスト・パフォーマー

Q 佐藤さんがこれまでに会われた多くの医師の中で、この人こそは"ベスト・パフォーマー"と呼べる医師はいますか。
（20代、大学病院勤務医O）

A 最後に、総仕上げの意味を込めて、私がこれまでに出会った多くの医師の中から、"ベスト・パフォーマー"と呼ぶにふさわしい人を挙げてみたいと思います。

その前にまず、私が考える、医師としての"ベスト・パフォーマー"の条件を明らかにしておきましょう。

第一に、患者さんから見て信頼できる医師であること。第二に、一人ひとりの患者さんに適切な治療法を提案し、それを実行できる実力があること。そして第三に、その医師の診療を受けること自体が、患者さんに感謝の気持ち、さらに言えば感動をもたらすことです。医師が成すべきパフォーマンスとはすなわち、この3つを満たすために、医師自らが努力すべきことなのです。

● 日野原先生のパフォーマンス

この3つを見事に兼ね備え、私が"ベスト・パフォーマー"と呼び

たい医師の筆頭は、元聖路加国際病院理事長の故日野原重明先生です。

　私が日野原先生に初めてお会いしたのは、今から29年前の1989年です。先生は当時、「医療パフォーマンス学会」をつくるというアイデアをお持ちでした。

　医師は患者に対して、医学の専門知識や技術を提供するばかりでなく、どのように自己表現すべきかについてももっと考えるべきだ。そんな思いから、議論やスキルアップのための場として、学会を立ち上げることを計画しておられたのです。

　あいにく、その学会自体は2年ほどで活動休止になってしまったのですが、私は先生の考え方を受け継いで、パフォーマンス学の一分野である「メディカルパフォーマンス」という領域において、研究や教育活動を行っています。

　日野原先生の業績については説明するまでもありませんが、患者さんに対する自己表現という面に限っても、常に素晴らしいパフォーマンスを実践してこられました。患者さんからの依頼や頼み事は、たとえ小さなことであっても決しておろそかにせず、即、行動に移す。そして、結果を笑顔で患者に報告する。それは患者に感動をもたらしました。

　患者にとって厳しい事実を伝える時も、先生は必ず最後にニコリとして、「一緒に頑張りましょうね」と励ましの言葉を添えました。病院中を歩き、病室や廊下で会った多くの患者に「この頃はいかがですか」と声を掛けている様子を、私は何度も目にしています。

　私自身のエピソードもご紹介しましょう。『思いやりの日本人』(講談社、2007年) という本を書いた時のことです。帯に推薦の言葉を寄せてくださった日野原先生からファクスで連絡が入りました。

　先生のファクスには、私がキーワードにした“思いやり”について、

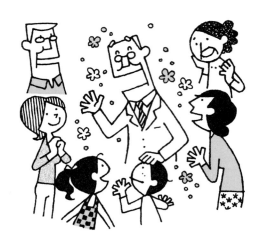

「米国ハーバード大学のエリオット元学長が、学生へのはなむけの言葉として『君たちは思いやりを習慣化する人になりたまえ』と言っている」と書いてありました。

　それに対して私は、「素晴らしい言葉ですね。ちなみに英語ではどのように言うのでしょうか」とファクスで返信しました。すると、私がファクスを送った翌週の月曜日の早朝に、英文のファクスが送られてきました。日野原先生は、ボストン在住の友人にわざわざ問い合わせ、元学長のスピーチの原文をファクスで送ってくださったのです。私が感動したのは言うまでもありません。

● 不安を解消する一言こそ

　都内の某病院の外科医であるT先生も、ベスト・パフォーマーにふさわしい一人。外来診療で多忙を極めているにもかかわらず、患者の前ではイライラした表情を見せたことがありません。私が先生の診察を受ける際も、決まって「さあ、佐藤さん、調子はどうですか」と笑顔で話し掛けてくださいます。それだけで、半分以上治った気持ちになってしまうほどです。

　別の病院で人間ドックを担当しているK先生も、間違いなくベス

ト・パフォーマーと呼べるでしょう。検査の結果、コレステロール値が異常に高く、何か重大な病気が見つかったのではと不安にかられていた私に対して、他の検査結果も併せて詳しく説明し、「総合して考えた結果、大きな病気はないと思われます。しばらく経過を観察しましょう」と優しく話してくださいました。

ベスト・パフォーマーの医師たちに共通することは、患者が心身の不調に直面して不安に感じている気持ちをしっかり受け止めた上で、うまく解消に導いていることでしょう。それこそが、メディカルパフォーマンスの大きな目的ではないかと思います。

本書では、パフォーマンス心理学のデータに基づき、事細かに解説してきました。しかし、何といっても大切なのは、患者が診察室に入ってきた時、あるいは出て行く時に、ニコリとほほ笑んで、患者の不安を打ち消す一言を掛けてあげることだと思います。

ベスト・パフォーマーを目指す医師の方々には、まずここから実践していただくことを願っています。

TODAY'S SUMMARY

1. 患者さんから見て
信頼できる医師であること。

2. 一人ひとりの患者さんに
適切な治療ができること。

3. 患者さんがその医師に
感謝の気持ちを抱き、感動すること。

コラム

日野原先生から
いただいた
二つの"謎"の言葉

2017年7月18日に105年の生涯を終えた、聖路加国際病院名誉院長の日野原重明氏。予防医学に早くから取り組み、終末期医療の普及や、医学・看護教育にも尽力、日本の医療界に大きな足跡を残した。日野原氏はまた、医師や看護師など、医療者のパフォーマンスの重要性に早くから着目してきた一人でもある。日経メディカルや日経メディカル Online に「医師のためのパフォーマンス学入門」を長らく連載、書籍『医師のためのパフォーマンス学入門』も出版した佐藤綾子氏に、日野原氏の思い出を語ってもらった。

....

　私は2011年に日経メディカルでの連載をまとめた書籍、『医師のためのパフォーマンス学入門』（日経BP社刊）を出しました。この時、本の帯に日野原先生から次のような言葉をいただきました。

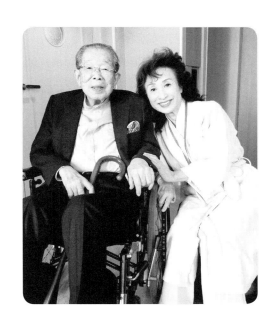

* * *

舞台上で演じられる音楽や演劇の
パフォーマンスと同じように、
医療の世界でもパフォーマンスは欠かせない。
本書はその"技"(わざ＝art)を
教えてくれる格好の教科書だ。

* * *

日野原先生と私とのお付き合いは、もう30年近く前にさかのぼります。きっかけは、1990年にメディカルパフォーマンスに関する

シンポジウムに参加したことでした。当時、聖路加国際病院院長を務めておられた先生は、「医療パフォーマンス学会」という名称で日本初の学会を立ち上げる計画を進めておられ、その先駆けとなるシンポジウムに、シンポジストとして私が呼ばれたのです。私自身は、1980年代から「パフォーマンス学」を提唱し研究を進めており、その活動が先生の目に留まったのでした。

1990年11月に東京・虎ノ門で開かれたこのシンポジウムは成功を収めたのですが、「医師をはじめとする医療者もパフォーマンスを！」という提唱は、時代を少し先取りし過ぎていたかもしれません。毎年開きましょう、とみんなで意気込んだのですが、残念ながら翌年以降、開催されることはありませんでした。しかし、その後、私は日野原先生にとてもかわいがっていただき、「パフォーマンス学」について、医療の世界での体験をベースに、度々ご意見やアドバイスをいただく関係となりました。

先生自身もパフォーマンスという言葉が大変気に入っていたようです。その著書『癒しの技のパフォーマンス』（春秋社、1997年）に、こんなことを書かれています。

＊　　＊　　＊

私はパフォーマンスという言葉が好きなのですが、これは、音楽の演奏（パフォーマンス）で言えば、音楽家が、音楽についてのいろいろな知識、理論を勉強し、演奏のためのテクニックを身につけた上で、舞台で実際に楽器を演奏したり歌ったりする、そしてそれに対して聴衆がいろいろな反応をして、それがまた演奏にフィードバックされることでもあります。

私は、医療があらわれる現場では、医師や看護婦と、患者が、共同でこのようなパフォーマンスを行っているのだと思います。医師や看護婦が、医学や看護を実践する、そして、患者や家族が積極的に医療者と一体となって、医療に関与するのです。

＊　　＊　　＊

　この言葉からも、日野原先生が、医療には芸術と同じように、癒しの技（アート）が必要だと常日頃から考えておられたことが分かると思います。

先生、それはどういうことですか？

　先生は時折、おかしなことを言われる方でした。唐突に言われるので、私にはすぐにはその真意がわからず、「どういうことですか？」とお聞きすることも度々でした。

　中でも、特に記憶に残っている二つの言葉があります。一つは、「佐藤さんは兵隊の位（くらい）を付けないからダメなんです」という言葉です。

　これは、今から15年くらい前、仕事に行き詰まり、相談した時にいただいた言葉です。その頃私は、パフォーマンス学が世の中に広がっていかないことに、いら立ちを感じていました。「佐藤綾子のパフォーマンス学講座」を開設したり、社団法人パフォーマンス教育協会を設立したりして、それなりの活動はしていましたが、パフォーマンス学が広がっていく実感はありませんでした。そんな私に先生はこんな言葉を掛けられたのです。日野原先生はクリスチャンだし、戦争にも行っていないはずです。「兵隊」という言葉と先

生の組み合わせがとても意外で、その意味を聞きました。すると次
のように話されました。

＊　　＊　　＊

　佐藤さんは、自分の会社や組織で、頑張った人をきちんと評価
したり、遇したりする仕組みを作っていますか。能力がある人、
業績を上げた人をきちんと評価しないと、組織は伸びません。
佐藤さんがやりたいことも実現できません。軍隊には、兵隊に
階級を厳格に付けて、頑張った人を引き立てる仕組みがきちん
とできています。兵隊の位（くらい）とはそういうことです。

＊　　＊　　＊

　その言葉をいただいてから、私が率いていた組織はそんなに大
きなものではありませんが、「位」や「評価」を意識するようになり
ました。
　もう一つの言葉は、昨年４月、私が聖路加国際病院の人間ドッ
クに入った時に、日野原先生が病室にお見舞いに来てくださり、そ
の時の雑談中にいただきました。それは、「人が手を広げて一人で
作れる円は小さな円。みんなで手をつないで作れば大きな円にな
ります。人は大きな円（ラウンド）の弧（アーク）であれ」という言
葉です。
　この時も突然、そんなことを話されました。個人がどんなに才能
を持っていても、一人では何もできない。みんなで手をつなげば、
一人ではできないことも成し遂げられる…という意味だとその時は
理解したのですが、「これはロバート・ブラウニングという英国の詩

人の詩に書いてあったことです」という日野原先生の言葉が気になって、人間ドックが終わってから少し調べてみました。

　円と弧の話は、1800年代のイギリスの宗教詩人ロバート・ブラウニングが残した「アプト・フォーグラー」（アプト・フォーグラーは当時の英国の作曲家）というタイトルの詩が原点のようでした。

　その詩の中に、「地上では欠けたる弧、天上では全き円」という言葉がありました。自分が地上にいる間は短く水平に近い弧にすぎない。巨大な円の完成は、他の仲間たちや後輩たちの弧を合わせて完成する、といった意味のようでした。

　もちろん、詩なので、いろいろな読み方、解釈ができると思います。実はこの年の10月、日野原先生の最後のお誕生日会でも、先生はこの円と弧の話をされていました。よほどこの話をいろんな人に伝えたかったのかもしれません。

　日野原先生は、誰にとっても偉大な先生でしたが、ご自身のことを完結した存在とは全く考えておらず、終生、「円の中の小さな弧」にすぎないと考えてこられたのかもしれません。　　　　　（談）

本記事は2017年8月15日に日経メディカル Online に掲載したものです。

おわりに

メディカルパフォーマンスのこれから

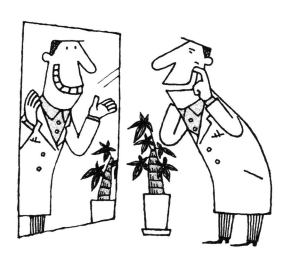

メディカル
パフォーマンスの
これから

本パートは2011年発行の旧版の「あとがき」をそのまま再掲しています。肩書きは当時のままです。

　本書で私は、医師が診療の際に行う言語的、および非言語的パフォーマンスの重要性と、その具体的な方法論について、順を追って述べてきました。毎日が多忙極まりない医師にとっては、「ちょっと面倒」と感じるような指摘もあったかもしれません。逆に、意識することもなく自然に振る舞っていても、患者の性格や感情がピタリとつかめるベテラン医師にとっては、「熟知、実行済み」のこともあったかもしれません。

　しかし、本書の内容を今すぐ実践することにより、患者・医師関係に大きなプラスの変化が生じることを、私はお約束します。読者の多くは、その効果にきっと驚かれることでしょう。

医学生や研修医の教育に　メディカルパフォーマンスを導入

　医学教育が長年にわたって知識習得に偏ってきたことへの反省から、模擬患者を用いたOSCE（客観的臨床能力試験、Objective Structured Clinical Examination）が導入されるようになりました。ところが、医学部の5年生がいきなりOSCEを受験し、た

とえ合格できたとしても、実際に医師として患者に向き合う際のパフォーマンス能力がそれで足りるかというと、残念ながらまったく足りません。OSCEで臨床能力の測定はできても、その訓練が不足しているからです。

　さらに、卒業したての研修医たちは、診療現場でこなさなければならない仕事があまりにも多く、訓練どころではないのが現実です。

　メディカルパフォーマンスを明確に意識した上で、患者の性格や感情を素早く正確に読み取り、自分の考えを最も的確に伝える表現方法の学習を、医学部の学生教育、それもできる限り早い段階で開始することが急務です。こうしたニーズに応えるため、私は、医学教育が専門の先生方と共同で、医学部の学生や若手医師を対象に、数多くのトレーニングを実施してきました。名付けてメディカルパフォーマンス・トレーニング（Medical Performance Training：MPT）です。

● メディカルパフォーマンス・トレーニングとは

　MPTでは、まず感情の表現媒体としての顔の表情の重要性を受講者に理解させた上で、徹底的に表情を読み取る訓練をします。あらかじめ用意した52種類の顔の表情の動画を受講者に見せて、その意味を2秒間で読み取らせます。

　さらに、大学院生7人をモデルにした2秒の自己紹介ビデオから、一切の音声要素を抜いたものを見せて、この7人の性格を答えさせる実験をして討論します（36ページ参照）。

　東京都内の医学部学生を対象とした授業では、参加した学生の感想で最も多かったのは次ページの表10に挙げた10項目でした。

　これらの基礎的な表情訓練に加えて、医学部の学生は、学生同

表10 メディカルパフォーマンス・トレーニングに対する医学生の反応

1. 自分が相手の表情を読み取る力がないことを知って不安になった（びっくりした）

2. 表情の読み取りは難しいことが分かった

3. 2秒という短い時間に、その人の印象が決まってしまうという事実に驚いた

4. 顔の表情は強力な情報源だから、しっかり読み取りたいと思った

5. 自分の顔の表情についてあまり考えたことがなかったが、今後はいい表情ができるように練習しないといけないと思った

6. 自分の表情も他人の表情も、もっと丁寧に見ていかないといけないと思った

7. 医師になる前にこういう授業があったことは、素晴らしいと思った（感謝しています）

8. 自分の表情も人に読みとられていると思うと、もっと気をつけないといけないと思った

9. 感情や性格が無意識のうちに相手に伝わっていることは恐ろしいことだ

10. 患者の表情をよく読み取って、一人ひとり違った対処をしなくてはならないと思った

士で役割を交換したロールプレイングの形で模擬医療面接の演習をします。学生自身が幾つかの異なる性格の患者を演じ、ペアとなる学生が医師役となって、やり取りの練習をするのです。毎回、90分の授業ではまったく時間が足りませんが、それでも学生たちの「もっとトレーニングしたい！」という声を聞くたびに、医学教育の中にMPTの時間を増やす必要性を痛感しています。

研修医や若手医師を対象とする研修では、この訓練を丸一日かけて行ったり、1泊2日で行ったりもします。そこでは「まあまあですの実験」というワークショップが中心になります。

患者役の人は、医師役の人に何を質問されても「はい先生、まあまあです」としか答えません。そして、医師役の人は、患者役の声の調子、顔の表情、姿勢だけで感情を読み取って、どのようにフィードバックするのが最も適切かを探るのです。もちろん患者役にはあらかじめ、異なる感情や体調を指定しておきます。

この研修に参加した医師のほとんどが、自分が今までパフォーマンスについてあまりにも無知だったことに驚き、中にはどうしても患者役の人に理解してもらえる表現ができず、後日、再トレーニングを希望する人も少なくありません。

日大藝術学部で模擬患者を養成

私が医学生や研修医の面接訓練で忘れてはならないと考えているのが、模擬患者（Simulated Patient：SP）の存在です。

SPは、米国の医師ハワード・S・バロウズが1960年代に開発したものです。バロウズ教授は小児を含む53人の模擬患者を養成し、問診の相手を務めさせ、急性腹症の腹部所見、心不全の症状、無気肺の胸部所見、甲状腺の所見などについて、何度も何度も授業を繰り返したことが報告されています。わが国に紹介され

たのは1975年で、日野原重明先生が主宰した模擬患者のワークショップでは、バロウズ教授が招聘されました。

日本大学医学部および藝術学部では2005年から、模擬患者を使った医療面接のトレーニングを行っています。藝術学部で模擬患者を養成し、医学部の学生は模擬患者とのロールプレイを通じて患者との面接技法を学んでいます。この取り組みは、日本大学医学部からの要請に応えて、同大藝術学部にて開始しました。現在は、戸田宗宏教授らが中心となって、活動を継続しています。

プロの職業的模擬患者は、時に演技することに熱心になり過ぎて、演技が過剰になってしまうことがあります。実際の患者はむしろ、医師の前で言いたいことの半分も言えないわけですから、それでは困ります。藝術学部の学生は毎年、模擬患者を演じる実習を行っています。演じる際の患者役のセリフや、顔のメイクも重要な問題ですが、これらについて詳しく解説するのは別の機会にゆずることにしましょう。

これまでの経験から、私は、できる限り多くの医学部の授業の中に、正式にMPTの時間を組み込んでいただくことが課題だと確信しています。研修医はもちろんのこと、若手医師、あるいはベテランの医師も、一度はこのトレーニングを正式に受けてみることをお勧めします。電子カルテ化を導入する医療機関が増えている昨今、ベテランの医師であっても、パソコンの画面ばかり注目して、患者の顔を見るという基本的な動作を忘れがちです。中堅の医師は、毎日忙しすぎて、患者ににっこりほほ笑むことすら忘れていることが多いように思われてなりません。

● おわりに

患者の顔と言葉は、医師にとって何よりも貴重な情報源です。

同様に、温かい医師の顔と言葉は、患者にとって何よりの励ましであり、信頼関係の基本であることを強調して、本書の結びとしたいと思います。この小さな1冊が、多忙な医師の仕事の効率を上げ、医療面接の成果をさらに高めるための一助となり、患者と医師の信頼関係の確立に多少でもお役に立てば、著者としては望外の喜びです。

　最後になりましたが、本書の出版に至る1989年から22年間の長きにわたり、私のメディカルパフォーマンス学を温かくご指導、応援してくださっている日野原重明先生への感謝の気持ちは、言葉に尽くせないほど深いものです。

　また、数々の医療コミュニケーション実験を共に行ってくださっている昭和大学横浜市北部病院眼科の藤澤邦見准教授、そして今年度より「日本大学藝術学部・医学部共同研究メディカルパフォーマンスプロジェクト」の発足を認めてくださった日本大学藝術学部の野田慶人学部長、および日本大学医学部の片山容一学部長、絶えず応援の手を差し伸べてくださっている日本大学藝術学部の戸田宗宏教授と松本洸教授、日本大学医学部での私の授業と調査を支援してくださっている橋本修教授、竹内仁教授、藤田之彦准教授に感謝申し上げます。

　さらに、本書が一冊の単行本として実るために「日経メディカル」連載中から大変お世話になった千田敏之編集長、同編集部の北澤京子さんのお二人に、この場を借りて御礼申し上げます。

2011年10月4日

メディカルパフォーマンスのよき理解者である
現役医師・日野原重明先生の100歳の誕生日に

佐藤綾子

新版の発刊によせて

　本書は、2011年の初版発行後、幸いにも数多くの医師、医療従事者に読まれてきました。韓国版、中文版、台湾版も出版、アジアの医師たちにもパフォーマンス学が浸透していきました。さらに、ケーススタディーの1つが医科大学の入試問題にも採用されました。大学医学部の教育担当者の目にも留まったことはうれしい限りです。

　そんな本書ですが、増刷を幾度か繰り返した後、しばらく絶版となっていました。ところが最近、講演をした後などに、若い医師たちから「是非読みたい」という声が上がることも多くなり、新版の必要性を感じていました。今回、装いも新たに新版を出版する運びとなったのは、医療の現場で、パフォーマンスの重要性が改めてクローズアップされてきた結果だと思います。

　最近になって「パフォーマンス学は医療の世界にやっぱり必要だ」と改めて思う出来事が幾つかありました。一つは、人工知能、AI（Artificial Intelligence）の台頭です。

　人工知能の医学分野への応用が進んでいます。最も有名なのはIBMの人工知能「Watson」でしょう。「Watson」が広く世に知れ

渡ったきっかけは、2011年に米国のクイズ番組に回答者として参加、人間に勝利したことでした。その後、医療分野でも威力を発揮し始め、日本でも、特殊な白血病患者の病名を10分ほどで診断、その生命を救ったとの報道や、専門医でも診断が難しい心臓病を見抜く技を身に付けたとの報告が世間を賑わせました。人工知能が発達し、人間の知性を超えることによって、人間の生活に大きな変化が起こるシンギュラリティ（技術的特異点）の時代に、医学・医療も突入しようとしているのです。

　AIが進歩すれば、医師はいらなくなるのでは —— と考える人もいます。人間の医師はAIと違って疲れたり、イライラしたり、医師としての専門知識があるがゆえに患者より優位にあると感じ、上から目線の言葉になったりと、患者への配慮に欠けたりすることがしばしばです。人間だからやむを得ない、といえばそれまでですが、時に患者はその医師の言葉や態度で深く傷つくこともあります。治療への意欲が削がれてしまうこともあります。

　では、将来AIが搭載されたロボット医師が開発されれば、人間の医師は不要になるのでしょうか？　いいえ、そうはなり得ないからパフォーマンス学が必要なのです。

　医師のような専門職の領域にもAIはどんどん進出してくるでしょう。しかし、AIの導き出した診断や結果は、専門職である医師が分かりやすく患者に伝えなければ、意味がありません。そして、何よりも、「いざという時助けてくれる」「いつも頼りになる」という安心感は人間でしか与えられないものです。AIがたとえどんな

に進化しようとも、それを使いこなし、患者との間のインターフェースになって、病気の診断・治療に取り組まなければならないのが医師であり、そのためにもコミュニケーション力、その基となるパフォーマンス力が必要となってくるのです。

もう一つの大きな出来事は、「かかりつけ」という言葉の浸透・定着です。もちろん、「かかりつけ医」という言葉は昔からありました。しかし、医療の世界で今ほど「かかりつけ」が叫ばれることはなかったのではないでしょうか。

今年（2018年）の診療報酬改定で、「かかりつけ医」機能が重点的に評価されました。特に外来は、患者からの病気や健康などに関する相談に応じたり、最新の医学知識を基に必要に応じて専門医に紹介する「かかりつけ医」機能を重視、関連の診療報酬が手厚くなりました。ちなみに、薬剤師の世界でも、「かかりつけ薬剤師」という言葉が頻繁に使われるようになり、今年の調剤報酬改定において、薬剤師の「かかりつけ」機能も評価されています。

さて、国の求める「かかりつけ医」になるには、医師は今まで以上に患者とコミュニケーションを取る必要が出てきます。「私はあなたのかかりつけ医です」と勝手に宣言してもだめで、患者に選ばれる医師でないと「かかりつけ医」になれないし、診療報酬もつきません。

患者の話をよく聞き、きちんと説明し、必要ならば専門医を紹介する。それを実践するためにも、コミュニケーション力、パフォー

マンス力は不可欠と言えるでしょう。

　シンギュラリティの時代と、「かかりつけ医」の時代。この２つの時代が同時に到来した今、本書が医師をはじめとする医療従事者にとって一つの指針となり、良き「患者―医師関係」の構築に役立つことを願っています。

　最後に、本書の旧版の編集でお世話になり、新版の発行にもご尽力いただいた、日経メディカル開発の千田敏之氏に、この場を借りて御礼申し上げます。

2018年初夏

恩師、日野原重明先生の一周忌を前に

佐藤綾子

参考文献 （著者名のアルファベット順）

- Beckman,H.B.& Frankel, R. M.,1984, The effect of physician behavior on the collection of data. Annals of Internal Medicine,101 (5),692-696

- 日野原重明監修, 2000, 『院内ルールと医師のマナー』エルゼビア・ジャパン

- 日野原重明・福井次矢監訳, 2005, 『臨床面接技法 ―患者との出会いの技』医学書院

- 本田美和子/イヴ・ジネスト/ロゼット・マレスコッティ, 2014, 『ユマニチュード入門』医学書院

- 国重浩一, 2013, 『ナラティヴ・セラピーの会話術 ―ディスコースとエイジェンシーという視点』金子書房, pp.5-6.

- 町順二・宮城征四郎編著, 2006, 『日米比較に学ぶ「国民主役」医療への道 ―セルフケアが健康を創る、医療を救う!』日本医療企画

- Osler, W., 1906, *Aequanimitas*. New York: McGraw-Hill Book Co.(日野原重明・仁木久恵訳, 1983, 『平静の心 ―オスラー博士講演集』医学書院)

- 佐藤綾子, 1995, 『自分をどう表現するか ―パフォーマンス学入門』講談社

- 佐藤綾子, 2004, 『非言語的パフォーマンス ―人間関係をつくる表情・しぐさ』東信堂

- 佐藤綾子, 2008, 「メディカルパフォーマンス1 ―診察場面における医師のパフォーマンス研究」『パフォーマンス教育』7号

- 佐藤綾子, 2009a, 「メディカルパフォーマンス2 ―診察室における医師の非言語的パフォーマンスースマイルとアームの動きを中心にして」『パフォーマンス教育』8号

- 佐藤綾子, 2009b, 「もっと医療コミュニケーション 15, クレーマー患者さんをファンに変える方法」『臨床眼科』8月号

- 佐藤綾子, 2009c, 「もっと医療コミュニケーション 16, すぐできるエンカウンター技法 ―患者が心をひらく一言」『臨床眼科』9月号

- 佐藤綾子, 2009d, 「もっと医療コミュニケーション 17, 聞かせる声 ―"話したつもり"で誤解を生まないために」『臨床眼科』10月号

- 佐藤綾子, 2009e, 「信頼を獲得しつつ励ましを与える医師のパフォーマンス学」『日本眼内レンズ屈折手術学会誌, IOL & RS』23巻, 3号, 日本眼内レンズ屈折手術学会発表

- 佐藤綾子, 2009f, 「もっと医療コミュニケーション 18, 患者がホッとする医師の小さなスマイル ―口角挙筋の使い道」『臨床眼科』11月号

- 佐藤綾子, 2010, 「もっと医療コミュニケーション 20, 医師と患者の"役割分担"―患者責任"もわかっていただこう」『臨床眼科』1月号

- 佐藤綾子,2014,『非言語表現の威力 ―パフォーマンス学実践講義』講談社

- 田島知郎, 2010, 『病院選びの前に知るべきこと ―医療崩壊から再生に向けて』中央公論新社

- Wilson, T. D., 2002, *Strangers to Ourselves*. Cambridge: Harvard University Press. (村田光二監訳, 2005, 『自分を知り、自分を変える ―適応的無意識の心理学』新曜社)

注1. 医療系月刊誌文献については、『日経メディカル』2008年4月号より2010年9月号までの30回分があるが、本書に掲載したため文献からは割愛した。
注2. 月刊『臨床眼科』における2008年6月号から2010年1月号のうち、佐藤執筆による5回分の連載タイトルについては、文献中に年代順に配置した。
注3. 参考文献は、単行本およびすぐに入手可能な論文に限定した。

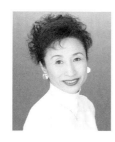

佐藤 綾子（Ayako Sato）

米国ニューヨーク大学大学院MA取得。上智大学大学院博士後期課程修了。博士（パフォーマンス学、心理学）。医療パフォーマンス学の第一人者。日本大学藝術学部教授を経て、現在ハリウッド大学院大学教授。（社）パフォーマンス教育協会理事長、「佐藤綾子のパフォーマンス学講座®」主宰。

http://www.spis.co.jp/

[新版] 医師（いし）のためのパフォーマンス学入門（がくにゅうもん）
患者の信頼を得るコミュニケーションの極意

2018年 6月25日　初版第1刷発行
2023年11月23日　　第2刷発行

著　者	佐藤 綾子
編　集	日経メディカル開発
発行人	原田 衛
発　行	日経メディカル開発
発　売	日経BPマーケティング
	〒105-8308
	東京都港区虎ノ門4-3-12
	http://ec.nikkeibp.co.jp
デザイン	LaNTA
イラスト	小松 希生
印刷・製本	大日本印刷株式会社

ISBN 978-4-931400-89-4
©Ayako Sato　2018
Printed in Japan

● 本書の無断複写・複製（コピー等）は著作権法上の例外を除き、禁じられています。
● 購入者以外の第三者による電子データ化および電子書籍化は、私的使用を含め一切認められておりません。
● 本書籍に関するお問い合わせ、ご連絡は下記にて承ります。
　https://nkbp.jp/booksQA